Silvio Summermatter
La medicina tradicional a la luz de la investigación moderna

AF287414

bup

Silvio Summermatter
La medicina tradicional a la luz de la investigación moderna
Lo que la medicina popular puede volver a conseguir hoy

ISBN: 978-3-911075-66-4
También publicado como libro electrónico
Disponible en rústica y libro electrónico en inglés y alemán,
Francés, español, italiano, neerlandés y sueco

Derechos de autor: Bremen University Press
Lugar de publicación: Bremen
Edición 1, 15 de noviembre de 2023
Versión 1.0
Impreso en EU, UK, USA, JP, AUS
bup@bremenuniversitypress.com
www.bremenuniversitypress.com

—

Silvio Summermatter
La medicina tradicional a la luz de la investigación moderna

Contenido

Introducción

La medicina popular, también conocida como medicina tradicional, es un término que engloba prácticas y creencias médicas que se han desarrollado en diferentes culturas a lo largo de generaciones. A menudo contrasta con la medicina moderna basada en la ciencia y se basa principalmente en los conocimientos tradicionales y empíricos de una cultura o grupo étnico concreto. Esta forma de medicina está profundamente arraigada en la historia y la cultura de una sociedad y refleja las relaciones de las personas con su entorno, sus creencias espirituales y su patrimonio cultural.

Un rasgo característico de la medicina tradicional es el uso de recursos naturales como hierbas, plantas y minerales, a veces complementados con productos animales, para tratar o prevenir problemas de salud. A diferencia de la medicina moderna, que se basa en la investigación científica y los estudios clínicos, los conocimientos de la medicina tradicional suelen transmitirse oralmente de generación en generación. Estos conocimientos incluyen el uso de determinadas plantas medicinales, la realización de rituales curativos y el empleo de métodos de tratamiento específicos.

La medicina tradicional suele adoptar una visión holística del individuo, considerando no sólo los síntomas físicos sino también los aspectos mentales, emocionales, sociales y espirituales. En algunos casos, la ciencia moderna ha validado ciertos aspectos de la medicina tradicional y la investigación científica ha confirmado la eficacia de algunas prácticas y remedios naturales. Esto ha llevado a que algunos elementos de la medicina tradicional se incorporen a la medicina convencional.

Las prácticas de la medicina tradicional son muy diversas y varían mucho de una cultura a otra. Pueden incluir rituales, oraciones, prácticas mágicas, así como el uso de plantas o animales y terapias manuales como masajes y manipulaciones articulares.

Recurrir a la medicina tradicional

En los últimos años se ha producido un cambio creciente hacia la medicina tradicional, que puede explicarse por diversos factores. Una de las principales razones es el creciente interés por los enfoques naturales y holísticos de la atención sanitaria y el tratamiento. Mucha gente busca alternativas a la medicina convencional, ya sea por su preocupación por los efectos secundarios de los medicamentos con receta, por un escepticismo general hacia la industria farmacéutica o por un deseo de tratamientos que incluyan a toda la persona: cuerpo, mente y alma.

También hay un creciente aprecio por los conocimientos tradicionales y las prácticas culturales arraigadas en la medicina tradicional. En un mundo cada vez más dominado por la tecnología y el pensamiento científico, muchas personas buscan formas de conectar con formas de vida tradicionales y más naturales. La medicina tradicional ofrece acceso a conocimientos ancestrales que a menudo están estrechamente ligados a la naturaleza y a las tradiciones locales.

Además, la investigación moderna ha confirmado en muchos casos la eficacia de ciertas prácticas médicas tradicionales y remedios naturales, lo que ha llevado a una mayor aceptación pública y legitimidad de estos métodos. Esta validación científica ha cambiado las percepciones y ha animado a más personas a explorar métodos curativos alternativos.

Historia de la medicina tradicional

La historia de la curación es tan antigua como la propia humanidad y se refleja en la evolución de la comprensión de la enfermedad y la salud en las distintas culturas y épocas. A lo largo de los milenios, el arte de curar ha evolucionado desde las prácticas mágicas y espirituales hasta una medicina más basada en la ciencia, aportando cada cultura sus contribuciones y perspectivas únicas.

En la prehistoria, la curación se basaba principalmente en la espiritualidad y los rituales. Las enfermedades se consideraban a menudo el resultado de fuerzas sobrenaturales o un castigo de los dioses. Los chamanes o curanderos espirituales utilizaban hierbas, rituales y conjuros para tratar las enfermedades. Estas prácticas estaban profundamente arraigadas en los sistemas de creencias y tradiciones de las comunidades.

Con el auge de civilizaciones antiguas como Egipto, Mesopotamia, China e India, empezaron a desarrollarse enfoques más sistemáticos de la curación. En el Antiguo Egipto, por ejemplo, los conocimientos médicos se registraron en papiros, que contenían descripciones detalladas de las enfermedades y sus tratamientos. Los sanadores egipcios también eran expertos en cirugía, especialmente en el tratamiento de heridas y odontología.

En el antiguo mundo griego y romano se produjeron importantes avances en medicina. Hipócrates, a menudo conocido como el "padre de la medicina", rechazaba las explicaciones sobrenaturales de las enfermedades y promovía en su lugar un enfoque racional de la medicina. Hizo gran hincapié en la dietética, los factores ambientales y la influencia del estilo de vida en la salud. En Roma, Galeno contribuyó significativamente al desarrollo de la ciencia médica con sus escritos y estudios anatómicos.

En la Edad Media, la visión religiosa de la curación dominaba en Europa. Los monasterios desempeñaban un papel importante en el cuidado de los enfermos, ofreciendo curación tanto espiritual como física. En el mundo islámico, sin embargo, floreció la medicina; médicos como Avicena escribieron obras exhaustivas que reunían conocimientos médicos de diferentes culturas.

El Renacimiento marcó un retorno a las fuentes clásicas y dio lugar a un renovado interés por la investigación científica en medicina. El descubrimiento de la circulación sanguínea por William Harvey en el siglo XVII y el desarrollo de la microbiología por científicos como Louis Pasteur y Robert Koch en el siglo XIX fueron hitos que cambiaron fundamentalmente nuestra comprensión de las enfermedades y su tratamiento.

Los siglos XX y XXI han traído enormes avances en tecnología médica, farmacología y técnicas quirúrgicas. El desarrollo de antibióticos, vacunas y equipos avanzados de diagnóstico ha mejorado espectacularmente la esperanza de vida y la calidad de la asistencia sanitaria. Al mismo tiempo, estamos experimentando un resurgimiento del interés por los métodos curativos holísticos y alternativos, lo que ha dado lugar a un enfoque integrador de la medicina moderna.

Preservación de los conocimientos médicos tradicionales

La conservación de los conocimientos médicos, especialmente los populares y tradicionales, reviste gran importancia por varias razones.

En primer lugar, este conocimiento representa un patrimonio cultural. Representa la sabiduría y la experiencia acumuladas durante generaciones en diferentes comunidades. Preservar este patrimonio es importante para promover la comprensión y el aprecio de los antecedentes históricos y culturales de las diferentes prácticas curativas.

Además, la medicina tradicional ofrece a menudo conocimientos sobre métodos curativos y remedios que la medicina moderna aún no ha investigado o comprendido plenamente. Muchos medicamentos que se utilizan hoy en día, como la aspirina, tienen su origen en remedios tradicionales. Por tanto, la investigación de estas prácticas tradicionales puede contribuir al desarrollo de nuevos medicamentos y terapias.

Además, la medicina tradicional desempeña un papel importante en la asistencia sanitaria en muchas partes del mundo. En regiones donde el acceso a la medicina moderna es limitado o inasequible, las prácticas de medicina tradicional son a menudo la principal o única forma de asistencia sanitaria. El conocimiento de estas prácticas es, por tanto, crucial para el bienestar de muchas comunidades.

Preservar estos conocimientos también implica reconocer y respetar los valores y creencias que existen en las distintas culturas en relación con la salud y la curación. Esto es especialmente importante en un mundo globalizado en el que la comprensión y el aprecio de la diversidad cultural se consideran cada vez más esenciales para la cohesión social y la coexistencia pacífica.

Por último, la documentación y conservación de los conocimientos médicos tradicionales proporciona una base para la investigación y el desarrollo futuros de la medicina. Permite a científicos, profesionales y médicos aprender de los conocimientos del pasado, analizarlos y mejorarlos cuando sea necesario. En un momento en que el mundo se enfrenta a nuevos retos sanitarios, la medicina tradicional puede ofrecer valiosas alternativas o complementos a los métodos modernos de tratamiento.

Por todo ello, preservar los conocimientos de la medicina popular y los métodos curativos tradicionales no es sólo una cuestión de patrimonio cultural, sino también un aspecto importante de la atención sanitaria mundial y el progreso médico.

¿Medicina tradicional o alternativa?

Medicina tradicional y medicina alternativa son términos que se utilizan a menudo para describir métodos curativos que se sitúan fuera de la práctica médica convencional, orientada hacia Occidente. Aunque tienen algunas similitudes, existen diferencias fundamentales entre ellas.

La medicina tradicional se refiere principalmente a las prácticas curativas tradicionales que se han originado dentro de una cultura o comunidad particular y han evolucionado con el tiempo. Estas prácticas suelen transmitirse de generación en generación y se basan en los conocimientos, creencias y experiencias de una determinada cultura o grupo étnico. La medicina tradicional abarca diversas prácticas, como el uso de hierbas medicinales, terapias físicas, curaciones espirituales y rituales. Suele estar profundamente arraigada en la historia, las tradiciones y las estructuras sociales de la comunidad.

La medicina alternativa, por su parte, es un término más amplio que engloba una variedad de métodos curativos que se ofrecen como alternativa o complemento a la medicina occidental convencional. Incluye prácticas que no se basan necesariamente en prácticas culturales tradicionales, pero también las que pueden ser de origen más reciente. La medicina alternativa incluye enfoques como la acupuntura, la homeopatía, la naturopatía, la quiropráctica y muchas otras formas de terapia. A menudo surgen de una combinación de diferentes creencias y enfoques filosóficos y pueden integrar elementos de diferentes culturas y tradiciones.

Una diferencia clave radica, por tanto, en sus orígenes y anclaje cultural. La medicina tradicional está profundamente arraigada en la cultura y tradición específicas de una comunidad, mientras que la medicina alternativa abarca una gama más amplia de prácticas de diferentes culturas y antecedentes filosóficos y no está necesariamente vinculada a una cultura específica.

Además, el nivel de reconocimiento y aceptación de estas dos formas de curación varía. Las prácticas de medicina alternativa suelen estar más organizadas formalmente y, en algunos casos, pueden formar parte de la prestación sanitaria, mientras que la medicina tradicional suele ser más informal y practicarse más a menudo en el seno de las comunidades o las familias.

Sin embargo, ambos enfoques comparten el objetivo de promover la salud y el bienestar y suelen ofrecer una perspectiva más holística de la salud y la enfermedad que la medicina convencional. A menudo complementan la medicina convencional, pero también pueden utilizarse independientemente de ella. Tanto la medicina popular como la alternativa hacen hincapié en la importancia de la prevención y el tratamiento de las enfermedades en un contexto más amplio que incluye tanto factores físicos como psicológicos, sociales y espirituales.

¿Medicina tradicional o moderna?

La medicina tradicional y la medicina moderna difieren en varios aspectos fundamentales relativos tanto a sus prácticas como a sus fundamentos filosóficos. Estas diferencias se reflejan en sus respectivos enfoques del tratamiento de las enfermedades, los métodos de diagnóstico, las filosofías curativas y las formas de transmisión y validación de los conocimientos y las prácticas.

En primer lugar, la medicina moderna se basa en principios y métodos científicos. Utiliza enfoques basados en la evidencia, en los que los tratamientos y fármacos se aplican a partir de estudios científicos y ensayos clínicos. La medicina moderna pone gran énfasis en la cuantificación y medición objetiva de las condiciones de salud y sigue protocolos de tratamiento estandarizados. Además, la medicina moderna está dividida en campos altamente especializados, con médicos formados en áreas específicas como cardiología, neurología u oncología.

En cambio, la medicina tradicional está más arraigada en las tradiciones y tradiciones de una cultura o comunidad concreta. Sus prácticas y remedios suelen basarse

11

en los conocimientos locales y se transmiten a través de la experiencia y la tradición oral. La medicina tradicional suele considerar la enfermedad y la salud en un contexto más holístico, que incluye no sólo aspectos físicos, sino también espirituales, emocionales y sociales. Sus métodos no siempre están validados por la ciencia moderna, pero eso no significa que sean ineficaces. Muchos métodos curativos tradicionales se han probado durante siglos y están profundamente arraigados en los estilos de vida y las creencias de la gente.

Otra diferencia es la forma en que se hacen los diagnósticos y se llevan a cabo los tratamientos. En la medicina moderna, los diagnósticos suelen basarse en pruebas tecnológicas como análisis de sangre, radiografías y otras técnicas de imagen. Los tratamientos suelen implicar el uso de productos farmacéuticos y procedimientos quirúrgicos. En la medicina tradicional, sin embargo, los diagnósticos y tratamientos se basan más en la observación de los síntomas y el uso de remedios naturales como hierbas, esencias o técnicas manuales específicas.

Además, la medicina moderna y la medicina tradicional difieren en su enfoque del tratamiento de los pacientes. La medicina moderna suele estar centrada en la enfermedad, concentrándose en combatir enfermedades o síntomas específicos. La medicina tradicional, en cambio, tiende a considerar a la persona como un todo y se esfuerza por crear un equilibrio entre el cuerpo, la mente y el entorno.

Por último, la forma en que se acumulan y transmiten los conocimientos también difiere. En la medicina moderna, esto se hace a través de la educación formal, la investigación y la publicación en revistas científicas. En cambio, la medicina tradicional se basa en la transmisión de conocimientos de generación en generación, a menudo de forma oral y mediante la instrucción práctica.

En la práctica, la medicina moderna y la tradicional suelen complementarse. Muchas personas utilizan elementos de ambos sistemas para promover su salud y bienestar. Cada sistema tiene sus puntos fuertes y su justificación, y el respeto de ambos enfoques es esencial para una comprensión global de la salud y la curación.

Raíces históricas y culturales de la medicina tradicional

La medicina popular está arraigada en diferentes culturas de todo el mundo de una forma única y profunda.

En la cultura china, por ejemplo, se conoce como Medicina Tradicional China e incluye diversas prácticas como la acupuntura y la fitoterapia, basadas en conceptos como el yin y el yang y el flujo del qi.

En la India, la medicina ayurvédica se ha desarrollado paralelamente, basándose en la idea de un equilibrio armonioso entre cuerpo, mente y entorno e integrando métodos como el yoga y la fitoterapia.

Los pueblos indígenas de Norteamérica también tienen una rica tradición de prácticas médicas fuertemente caracterizadas por sus creencias espirituales y su profunda conexión con la naturaleza. La situación es similar en muchas culturas africanas, donde los curanderos tradicionales trabajan con hierbas medicinales y prácticas espirituales firmemente arraigadas en la comunidad.

En Europa, sobre todo en las zonas rurales, también se ha consolidado una rica medicina tradicional basada en antiguos rituales curativos y en la herboristería, que está estrechamente entrelazada con las tradiciones y costumbres locales.

En las regiones de América Latina y el Caribe, en cambio, ha surgido una forma única de medicina tradicional que combina elementos indígenas, africanos y europeos, como en la tradición del curanderismo, que incluye diversas formas de terapia corporal, fitoterapia y curación espiritual.

Estas prácticas culturales de curación popular son más que meras intervenciones médicas; encarnan una profunda comprensión de la vida, la naturaleza y la existencia humana. Estas tradiciones curativas reflejan una visión holística que pretende no sólo curar el cuerpo físico, sino también restablecer el equilibrio emocional, espiritual y social.

En la medicina china e india, por ejemplo, la salud se entiende no sólo como la ausencia de enfermedad, sino como un estado de completo bienestar físico, mental y social. Esta visión difiere significativamente del enfoque más orientado a los síntomas de la medicina occidental. En la medicina tradicional china se hace mucho hincapié en la prevención de la enfermedad y se enseña que mantener el equilibrio del yin y el yang en el cuerpo es crucial para la salud.

Del mismo modo, los pueblos indígenas de América del Norte y las culturas africanas poseen un rico patrimonio de conocimientos sobre los poderes curativos de las plantas y las sustancias naturales, que a menudo está estrechamente vinculado a creencias espirituales. En estas tradiciones, la salud se considera una interacción armoniosa entre los seres humanos y la naturaleza, y la enfermedad se interpreta a menudo como el resultado de una alteración del equilibrio o de una falta de armonía en la vida social o espiritual.

En Europa, la medicina tradicional se ha desarrollado a partir de una mezcla de antiguos rituales curativos, herboristería y conocimientos transmitidos localmente. Estas prácticas suelen estar estrechamente vinculadas a la flora local y a condiciones ambientales específicas, lo que requiere un profundo conocimiento y comprensión de la naturaleza y sus poderes curativos.

Las tradiciones curativas latinoamericanas y caribeñas, como la práctica del curanderismo, también combinan una impresionante variedad de influencias y reflejan la compleja historia de estas regiones. La integración de elementos espirituales, el uso de plantas medicinales y el énfasis en la curación emocional y espiritual son aspectos centrales de estas tradiciones.

Estas diversas formas de medicina popular no sólo ofrecen métodos curativos alternativos, sino que también contribuyen a la riqueza cultural y la diversidad de las prácticas médicas. Nos recuerdan que hay muchas formas de entender y promover la salud y el bienestar, y nos enseñan a apreciar la sabiduría y los conocimientos de las distintas culturas.

Importantes curanderos a lo largo de los siglos

A lo largo de los siglos, ha habido muchos curanderos importantes cuyas prácticas y conocimientos han tenido una influencia formativa en el desarrollo de la medicina y la curación. Estos sanadores procedían de diferentes culturas y épocas y contribuyeron de manera significativa al desarrollo ulterior del arte de curar a través de su trabajo, sus conocimientos y sus innovaciones.

En el mundo antiguo, Hipócrates, médico griego del siglo IV a.C., fue una figura clave. Se le suele llamar el "padre de la medicina" y es conocido por sus esfuerzos por liberar a la medicina de la magia y la mitología y basarla en la observación y la razón. Hipócrates destacaba la importancia de la dietética y sostenía que las enfermedades tenían causas naturales y no eran castigos divinos. Su famoso juramento, el Juramento Hipocrático, sigue considerándose hoy la base ética de la práctica médica.

En la Edad Media, Hildegard von Bingen, abadesa benedictina alemana, desempeñó un importante papel en el desarrollo de la medicina occidental. Escribió varias obras sobre medicina y hierbas medicinales y se la consideraba una experta en el uso de plantas y remedios naturales. Su visión holística de la salud y la enfermedad, que incluía aspectos espirituales y físicos, fue revolucionaria para su época.

En el mundo islámico, Avicena (Ibn Sina), un polímata persa de los siglos X y XI, realizó una importante contribución a la medicina. Su obra más famosa, "El libro de la curación", es una enciclopedia exhaustiva que abarca no sólo temas médicos, sino también filosóficos y científicos. Su "Canon de medicina" fue un libro de texto estándar en las universidades de Europa y Oriente Próximo durante varios siglos.

En la China del siglo VII, el médico Sun Simiao era conocido por su labor en la medicina tradicional china. Escribió extensas obras sobre fitoterapia, dietética y acupuntura, e hizo hincapié en la responsabilidad ética del médico hacia sus pacientes.

En la época moderna, Paracelso, médico y alquimista suizo del siglo XVI, fue una figura clave en la transición de la medicina medieval a la moderna. Criticó la práctica médica de la época por ser demasiado dependiente de autoridades como Galeno y Avicena y abogó, en cambio, por la observación directa de la naturaleza y la investigación experimental. Se le considera uno de los padres de la farmacología moderna e introdujo el concepto de que la dosis y la toxicidad desempeñan un papel central en el uso de los medicamentos.

Galeno de Pérgamo, médico grecorromano del siglo II, fue otra figura central de la historia de la medicina. Sus extensos escritos y teorías, especialmente sobre anatomía, fisiología y patología, dominaron el pensamiento médico durante casi un milenio y medio. Sus ideas, como la doctrina de los cuatro humores, influyeron profundamente en la práctica médica de la Edad Media y el Renacimiento.

Nicholas Culpeper, botánico, herborista y astrólogo inglés del siglo XVII, fue muy influyente en el campo de la fitoterapia y la naturopatía. Escribió la obra "The Complete Herbal", que contenía descripciones detalladas de cientos de plantas medicinales y sus usos médicos. El planteamiento de Culpeper de hacer accesibles los conocimientos médicos al gran público fue revolucionario en su época y contribuyó a popularizar la fitoterapia en Inglaterra.

Otra figura clave fue Samuel Hahnemann, médico alemán que vivió a finales del siglo XVIII y principios del XIX. Es el fundador de la homeopatía, una rama alternativa de la medicina basada en el principio de "lo similar se cura con lo similar". Las ideas de Hahnemann fueron controvertidas en su época, pero su obra tuvo una influencia duradera en el desarrollo de métodos curativos alternativos.

En la medicina tradicional india, el Ayurveda, destaca Charaka, un antiguo erudito indio. Escribió uno de los textos fundamentales de la medicina ayurvédica, el Charaka Samhita, que contiene información exhaustiva sobre diversos aspectos de la medicina, como la etiología, la sintomatología y los procedimientos terapéuticos para diversas enfermedades.

En el mundo islámico, Al-Razi, conocido como Rhazes en Occidente, también realizó una importante contribución a la medicina. Vivió en los siglos IX y X y fue un médico persa conocido por sus numerosas aportaciones a la medicina y la química, entre ellas la distinción entre sarampión y viruela.

Estas figuras históricas se caracterizaron por su voluntad de pensar más allá de los límites del conocimiento médico existente y abrir nuevos caminos en el diagnóstico, el tratamiento y la teoría de la enfermedad. Su trabajo no sólo influyó en sus propias generaciones, sino que también sentó las bases de futuros avances en medicina y sanación.

Mitos y leyendas de la medicina tradicional

Los mitos y leyendas desempeñan un papel importante en la medicina tradicional, ya que a menudo reflejan la concepción cultural y espiritual de la salud y la enfermedad. Estos relatos no sólo son historias fascinantes, sino que también aportan importantes conocimientos sobre la relación humana con la naturaleza, la curación y la enfermedad.

Uno de los rasgos más llamativos de estos mitos y leyendas es su conexión con el mundo natural. Muchas culturas creen que ciertas plantas o fenómenos naturales poseen poderes divinos y tienen la capacidad de curar o prevenir enfermedades. Por ejemplo, en muchas culturas indígenas existen historias sobre plantas que fueron regaladas a la humanidad por espíritus o dioses para curar enfermedades. Tales leyendas pueden preservar el conocimiento sobre el uso medicinal de ciertas plantas y transmitirlo de generación en generación.

En muchas tradiciones también existen mitos sobre los orígenes de las enfermedades y sus curas. Estas historias pueden ofrecer explicaciones complejas de cómo las enfermedades vinieron al mundo, a menudo vinculadas a lecciones morales o éticas. Por ejemplo, las enfermedades pueden entenderse como resultado de desequilibrios en el mundo, ofensas a dioses o espíritus de la naturaleza, o como juicios. Estos mitos no sólo ofrecen explicaciones sobre la aparición de enfermedades, sino que también sugieren que la curación puede lograrse mediante el restablecimiento de la armonía y el equilibrio, a través de la penitencia o de rituales especiales.

También existen numerosas leyendas sobre curanderos legendarios que poseían habilidades extraordinarias. Estas figuras, a menudo representadas como sabios, chamanes o curanderos, desempeñan un papel fundamental en muchas culturas. No sólo poseen amplios conocimientos sobre hierbas y métodos curativos, sino que también se les suele asociar con habilidades sobrenaturales, como la comunicación con los espíritus o la capacidad de ver el futuro. Estos personajes simbolizan el profundo conocimiento y los aspectos espirituales del arte de curar en la medicina tradicional.

Además, muchas prácticas curativas y rituales de la medicina tradicional están influidos por esos mitos y leyendas. Los rituales pueden incluir elementos de historias relacionadas con dioses, espíritus o acontecimientos mitológicos concretos, y a menudo la forma de realizar un tratamiento es tan importante como los materiales utilizados.

Estos mitos y leyendas son, por tanto, algo más que simples historias: forman parte integrante del patrimonio cultural y de la práctica médica de muchas sociedades. Proporcionan una ventana a la comprensión de la salud y la enfermedad en diferentes culturas y nos recuerdan que la medicina y la curación no son sólo procesos físicos, sino que también están profundamente arraigadas en la cultura, la espiritualidad y la filosofía humanas.

Un aspecto interesante de los mitos médicos tradicionales es su función a la hora de explicar y tratar afecciones psicológicas y emocionales. En muchas culturas existen leyendas sobre espíritus o seres sobrenaturales a los que se considera responsables de ciertos tipos de trastornos mentales o cambios de comportamiento. El tratamiento de estas enfermedades puede implicar curaciones rituales, exorcismos o la invocación de espíritus protectores o antepasados. Estas prácticas reflejan una concepción de la salud mental como un equilibrio entre la persona, su comunidad y el mundo espiritual.

Además, los conceptos astrológicos y cosmológicos desempeñan un papel importante en algunas tradiciones médicas tradicionales. Por ejemplo, la posición de las estrellas y los planetas o el cambio de las estaciones pueden considerarse decisivos para el desarrollo y la curación de las enfermedades. En tales sistemas, la medicina está estrechamente vinculada a la observación de los cielos y a la interpretación de los signos cósmicos.

También son importantes las tradiciones de los "lugares sagrados", como manantiales, árboles, montañas u otros parajes naturales. A menudo se considera que estos lugares tienen poderes curativos y se asocian a energías espirituales o curativas especiales. Peregrinar a estos lugares, beber agua de manantial o celebrar rituales especiales en ellos son prácticas habituales en muchos sistemas médicos tradicionales. Estos lugares y las historias y rituales asociados a ellos subrayan la conexión entre el mundo natural y la salud humana.

En algunas culturas también existen leyendas sobre el origen de determinadas plantas o sustancias medicinales. Estos relatos pueden describir el descubrimiento de una planta o un remedio por un héroe mitológico o histórico, una revelación divina o una afortunada coincidencia. Estos relatos contribuyen a preservar y legitimar los conocimientos sobre el uso medicinal de estas plantas y sustancias.

En general, los mitos y leyendas de la medicina tradicional contribuyen a crear un paisaje de curación rico y con múltiples capas que va mucho más allá de la aplicación física de los métodos curativos. Aportan importantes perspectivas culturales, espirituales y psicológicas sobre la salud y la enfermedad y muestran hasta qué punto la existencia humana está estrechamente entretejida con la naturaleza y el universo espiritual.

Ciencia y medicina tradicional

El estudio científico de los remedios populares, especialmente los de la medicina tradicional, es un campo multidisciplinar. Esta investigación abarca diversos campos, como la farmacología, la etnobotánica, la bioquímica y la medicina clínica. El objetivo es comprender y evaluar la eficacia, la seguridad y el mecanismo de acción de estos remedios.

En farmacología, por ejemplo, la investigación se centra en la identificación y aislamiento de los principios activos de las plantas medicinales y otras sustancias naturales. Los científicos analizan la composición química de estos remedios y realizan experimentos para comprobar su actividad biológica. Por ejemplo, pueden investigar si un extracto vegetal tiene propiedades antiinflamatorias, antibacterianas o antivirales. Un ejemplo muy conocido es el descubrimiento del principio activo artemisinina, que se extrae de la artemisa anual y ahora es un componente importante de la terapia contra la malaria.

La etnobotánica es otro campo importante que se ocupa de la relación entre los seres humanos y las plantas, sobre todo en relación con el uso tradicional de las plantas con fines medicinales. Los etnobotánicos estudian cómo las distintas culturas utilizan las plantas para tratar enfermedades y documentan estos conocimientos tradicionales. Este enfoque puede ser importante para identificar plantas que puedan contener compuestos biológicamente activos.

Los estudios bioquímicos son importantes para comprender cómo actúan a nivel molecular los compuestos que contienen los remedios. Por ejemplo, la investigación podría demostrar que una determinada sustancia vegetal influye en la actividad de una enzima del organismo o se une a receptores específicos de las células, lo que puede producir efectos terapéuticos.

La investigación clínica también tiene una importancia fundamental, ya que su objetivo es probar la seguridad y eficacia de los remedios en entornos controlados. Suele implicar estudios preclínicos en cultivos celulares o animales y, a continuación, ensayos clínicos en seres humanos. Los ensayos clínicos son cruciales para evaluar si un medicamento es eficaz y seguro para el uso humano. También investigan qué dosis son eficaces y qué efectos secundarios pueden producirse.

En general, la ciencia que subyace a los remedios populares es un campo en constante crecimiento y evolución. A medida que aumenta el interés por las medicinas alternativas y complementarias y avanza la investigación científica, vamos comprendiendo mejor cómo funcionan los remedios tradicionales y cómo pueden contribuir potencialmente a la medicina moderna. Esta investigación no sólo ayuda a validar y ampliar el conocimiento de estos remedios, sino que también contribuye a enriquecer la práctica médica y a desarrollar potencialmente nuevos tratamientos para diversas enfermedades.

Investigación moderna sobre remedios populares

Este campo ha cobrado cada vez más importancia en las últimas décadas, a medida que científicos de todo el mundo reconocen e investigan el potencial de los métodos curativos tradicionales. Esta investigación abarca varias áreas clave:

Farmacognosia y descubrimiento de fármacos: Esta área se centra en el descubrimiento y aislamiento de compuestos bioactivos en plantas, animales y minerales que se utilizan en la medicina tradicional. Los investigadores analizan estas sustancias para determinar su estructura química e identificar posibles efectos terapéuticos. Muchos medicamentos modernos, como la aspirina y la penicilina, tienen sus raíces en remedios tradicionales, y la búsqueda de nuevos fármacos en la naturaleza sigue siendo un importante foco de investigación.

Etnofarmacología: la etnofarmacología combina el conocimiento etnobotánico con métodos farmacológicos para explorar los conocimientos y prácticas medicinales de distintas culturas. Los investigadores de este campo suelen trabajar directamente con pueblos indígenas y comunidades locales para documentar y analizar sus conocimientos tradicionales sobre plantas y métodos medicinales. Esto no sólo ayuda a preservar los conocimientos perdidos, sino que también aporta valiosas ideas para la investigación biomédica.

Estudios preclínicos y clínicos: Muchos remedios tradicionales se someten a estudios preclínicos y clínicos para evaluar su seguridad y eficacia. En los estudios preclínicos, los efectos de los remedios se investigan en modelos de laboratorio y animales. A continuación, los candidatos prometedores pueden investigarse más a fondo en ensayos clínicos con humanos. Estas pruebas rigurosas son cruciales para convertir los remedios tradicionales en tratamientos terapéuticos reconocidos.

Integración en la medicina moderna: También se está intentando integrar remedios populares eficaces y seguros en la práctica médica convencional. Esto se aplica en particular a los campos de la medicina integrativa y complementaria, que combina métodos curativos tradicionales con la medicina científica moderna. Estos enfoques son cada vez más populares, especialmente en el tratamiento de enfermedades crónicas y la terapia del dolor.

Preservación de los conocimientos etnobotánicos: dado que los conocimientos tradicionales suelen transmitirse oralmente y, por tanto, corren el riesgo de perderse, la investigación moderna también se dedica a documentar y preservar estos conocimientos. Esto es especialmente importante, ya que muchas culturas indígenas y sus prácticas curativas se ven amenazadas por la globalización y la modernización.

Sostenibilidad y biodiversidad: Otro campo de investigación se refiere al uso sostenible y la protección de las plantas medicinales. Como muchas plantas utilizadas en medicina tradicional proceden de poblaciones silvestres, su recolección sostenible es crucial para preservar la biodiversidad y garantizar la disponibilidad de estos recursos para las generaciones futuras.

En general, la investigación moderna de los remedios populares ofrece un campo apasionante y prometedor que contribuye tanto al conocimiento científico como a la aplicación práctica en medicina. La combinación de conocimientos tradicionales con métodos de investigación modernos abre nuevas posibilidades para tratar enfermedades y mejorar la asistencia sanitaria en todo el mundo.

Éxitos científicos

La investigación sobre remedios tradicionales y su integración en la medicina moderna ha dado lugar a algunos éxitos notables. Estos estudios de casos muestran cómo pueden utilizarse métodos científicos para probar y validar la eficacia y seguridad de remedios derivados de la medicina tradicional. Algunos ejemplos son:

Artemisinina para el tratamiento de la malaria: Uno de los ejemplos más conocidos es la artemisinina, un compuesto extraído de la artemisa anual (Artemisia annua). Tradicionalmente, esta planta se utilizaba en la medicina china para tratar la fiebre. El descubrimiento del efecto antipalúdico de la artemisinina se remonta a la científica china Tu Youyou, que trabajaba en la investigación de remedios tradicionales chinos como parte de un proyecto militar secreto en la década de 1970. Su trabajo condujo al desarrollo de terapias combinadas basadas en la artemisinina, que hoy se utilizan en todo el mundo en la lucha contra la malaria. Tu Youyou recibió el Premio Nobel de Medicina en 2015 por este descubrimiento.

Taxol (paclitaxel) en la terapia del cáncer: Otro ejemplo es el Taxol, un agente quimioterapéutico extraído originalmente de la corteza del tejo del Pacífico. El descubrimiento de sus propiedades anticancerígenas fue el resultado de un estudio sistemático de extractos de plantas realizado por el Instituto Nacional del Cáncer de EE.UU. en la década de 1960. El taxol ha demostrado su eficacia en el tratamiento de varios tipos de cáncer, como el de ovario, mama y pulmón.

Digitálicos de la dedalera: Los digitálicos, un principio activo extraído de las hojas de la dedalera, se han utilizado durante mucho tiempo en la medicina tradicional para tratar afecciones cardiacas. La validación científica de su uso en la insuficiencia cardiaca y ciertos tipos de arritmia cardiaca tuvo lugar en el siglo XVIII. Hoy en día, los preparados digitálicos se utilizan en dosis estrictas para tratar determinadas afecciones cardiacas.

La metformina y la raíz mágica Galega officinalis: La metformina, uno de los fármacos más recetados para el tratamiento de la diabetes de tipo 2, tiene sus raíces en la medicina tradicional europea. La raíz de la planta Galega officinalis (también conocida como madreselva) se ha utilizado tradicionalmente para tratar la diabetes. La investigación sobre sus componentes condujo al desarrollo de la metformina en los años 50, que hoy desempeña un papel fundamental en el tratamiento de la diabetes por su eficacia y seguridad.

Aspirina y corteza de sauce: El uso de la corteza de sauce para aliviar el dolor y reducir la fiebre es un antiguo remedio que se remonta a los tiempos de Hipócrates. El principio activo de la corteza de sauce, la salicina, se aisló en el siglo XIX y condujo al desarrollo del ácido acetilsalicílico, más conocido como aspirina. Hoy en día, la aspirina es uno de los medicamentos más utilizados en el mundo.

Quinina y corteza de quina: La quinina, que se extrae de la corteza del árbol de la quina, es otro ejemplo de remedio tradicional que ha llegado a la medicina moderna. Los pueblos indígenas de Sudamérica la utilizaban tradicionalmente para tratar la fiebre y la malaria. Los investigadores europeos aislaron la quinina en el siglo XIX, y se convirtió en el principal agente para el tratamiento y la prevención de la malaria.

Lovastatina y arroz rojo: La lovastatina, un fármaco reductor del colesterol, se derivó originalmente de una sustancia natural, el arroz rojo. El arroz rojo es un alimento y remedio tradicional chino que se ha utilizado durante siglos para mejorar la circulación sanguínea y reducir los niveles de colesterol. El descubrimiento de la lovastatina en la década de 1970 condujo al desarrollo de una nueva clase de fármacos, las estatinas, ampliamente utilizados en la actualidad.

Efedrina de la planta Ephedra: La efedrina, un alcaloide de la planta Ephedra (Ma Huang), se ha utilizado en la medicina tradicional china para tratar el asma y otras enfermedades respiratorias. El aislamiento y la síntesis de la efedrina a principios del siglo XX permitieron desarrollar broncodilatadores y medicamentos contra el asma más eficaces y seguros.

Curcumina de la cúrcuma: La cúrcuma, ingrediente principal de muchas especias de curry, se utiliza en la medicina tradicional india (Ayurveda) desde hace siglos para tratar diversas dolencias. Su principio activo, la curcumina, ha despertado recientemente el interés científico por sus posibles propiedades antiinflamatorias, antioxidantes y anticancerígenas. Se está investigando cómo podría utilizarse la curcumina en el tratamiento y la prevención de enfermedades como el cáncer, el Alzheimer y las cardiopatías.

Ginkgo Biloba: El ginkgo, un árbol milenario utilizado en la medicina tradicional china, ha llamado la atención por sus posibles propiedades neuroprotectoras y de mejora de la circulación. Los extractos de ginkgo se utilizan habitualmente en la fitoterapia moderna para mejorar la memoria y tratar los síntomas de la demencia, aunque las pruebas científicas siguen siendo contradictorias.

Ácidos grasos omega-3 **procedentes del aceite de pescado**: El consumo tradicional de pescado en muchas culturas, especialmente en sociedades con un alto índice de consumo de pescado de mar como Japón, ha dado lugar a investigaciones sobre los beneficios para la salud de los ácidos grasos omega-3. Éstos se reconocen ahora por sus propiedades antiinflamatorias y sus beneficios en la prevención de enfermedades cardiovasculares. Actualmente se reconocen sus propiedades antiinflamatorias y sus beneficios en la prevención de enfermedades cardio-vasculares.

Aloe vera: El uso del aloe vera, tanto en la medicina tradicional de muchas culturas como en la medicina tradicional, para el cuidado de la piel y las quemaduras ha estimulado la investigación científica sobre sus propiedades cicatrizantes e hidratantes.

Jengibre para aliviar las náuseas: El jengibre se utiliza en varios sistemas tradicionales de medicina para aliviar las náuseas y las molestias estomacales. Estudios clínicos modernos han demostrado que el jengibre puede ser eficaz para reducir los síntomas del mareo, las náuseas matutinas y las náuseas asociadas a la quimioterapia.

Manzanilla: Durante siglos, la manzanilla ha sido valorada en la medicina tradicional por sus propiedades calmantes y antiinflamatorias. Estudios modernos han demostrado que la manzanilla puede ayudar en el tratamiento de la ansiedad y los trastornos del sueño. Sus propiedades antiinflamatorias y antimicrobianas también la convierten en una opción popular para el cuidado de la piel.

Raíz de regaliz: En la medicina tradicional china y otros sistemas tradicionales de medicina, la raíz de regaliz se utiliza para tratar diversas dolencias. Las investigaciones modernas han demostrado que tiene propiedades antivirales y antimicrobianas y que puede ser útil en el tratamiento de úlceras de estómago y enfermedades respiratorias.

Hierba de San Juan: Tradicionalmente, la hierba de San Juan se utilizaba para tratar heridas y mejorar el estado de ánimo. Hoy en día se utiliza a menudo en el tratamiento de la depresión leve a moderada, con estudios que confirman su eficacia en algunos casos.

Garra del diablo: Utilizada originalmente en la medicina tradicional africana, la garra del diablo se emplea ahora con frecuencia en el tratamiento de la inflamación y el dolor asociados a la artrosis. Las investigaciones sugieren que tiene propiedades analgésicas y antiinflamatorias.

Raíz de valeriana: Utilizada desde hace mucho tiempo en la medicina tradicional para favorecer el sueño y la calma, los estudios modernos demuestran que la raíz de valeriana puede ser eficaz como somnífero natural contra el insomnio.

La investigación científica de estos remedios tradicionales ofrece valiosos conocimientos y puede conducir al desarrollo de nuevas terapias en la medicina moderna. La importancia de preservar y comprender las prácticas de la medicina tradicional e integrarlas en los enfoques terapéuticos modernos se reconoce una y otra vez.

Límites y riesgos de la medicina tradicional

La medicina tradicional, aunque desempeña un papel importante en la historia de la curación y en muchas culturas, también tiene ciertas limitaciones y riesgos. Es importante tener en cuenta estos aspectos para garantizar la seguridad y eficacia de los tratamientos.

Uno de los mayores retos de la medicina tradicional es la falta de dosis y métodos de preparación estandarizados. Mientras que los medicamentos modernos se someten a rigurosos controles y pruebas para garantizar su dosificación, pureza y eficacia, muchos remedios populares varían en su composición y concentración. Esta variabilidad puede dar lugar a resultados de tratamiento incoherentes y dificulta la evaluación de la eficacia y la seguridad.

También existe el riesgo de interacciones con medicamentos convencionales. Muchos pacientes no informan a sus médicos sobre el uso de remedios populares, lo que puede dar lugar a interacciones peligrosas. Algunas hierbas y productos naturales pueden mermar la eficacia de los medicamentos recetados o aumentar los efectos secundarios no deseados.

La interacción entre las hierbas, los productos naturales y los medicamentos con receta es una cuestión importante que a menudo se subestima. Muchas personas suponen que los productos naturales son automáticamente seguros, pero no siempre es así, sobre todo cuando se utilizan con otros medicamentos.

Algunos ejemplos comunes son la hierba de San Juan, un popular remedio a base de plantas que se utiliza a menudo para tratar la depresión. Sin embargo, puede interferir en la eficacia de muchos medicamentos recetados, como los antidepresivos, las píldoras anticonceptivas y ciertos medicamentos para el corazón. Esto se debe a que la hierba de San Juan aumenta la actividad de las enzimas del hígado encargadas de descomponer muchos fármacos. Esto puede hacer que estos medicamentos se descompongan más rápidamente y, por tanto, sean menos eficaces.

Otro ejemplo es el ajo, que puede afectar a la coagulación de la sangre. Si se toma junto con anticoagulantes como la warfarina, puede aumentar el riesgo de hemorragia.

El ginkgo biloba, utilizado a menudo para mejorar la memoria y tratar los síntomas de la demencia, también puede ser problemático. Si se combina con antidepresivos o anticoagulantes, puede provocar efectos secundarios inesperados, como un mayor riesgo de hemorragia.

El ginseng, que suele utilizarse para aumentar la energía, puede influir en el efecto de los medicamentos para reducir el azúcar en sangre y la tensión arterial. Esto puede dar lugar a niveles peligrosamente bajos de azúcar en sangre o de presión arterial.

También es importante tener en cuenta que la calidad y pureza de los productos a base de plantas puede variar. En algunos casos, estos productos contienen aditivos no declarados o impurezas que pueden plantear riesgos adicionales.

Lo más importante es que las personas que tomen medicamentos con receta informen a su médico o farmacéutico antes de tomar productos naturales o a base de plantas. De este modo, el profesional sanitario podrá evaluar las posibles interacciones y hacer las recomendaciones oportunas. Esto es importante para garantizar que el tratamiento sea seguro y eficaz.

Otro riesgo es la calidad y pureza de las sustancias utilizadas. Los productos de la medicina tradicional no suelen estar sujetos a las mismas normas reguladoras que los medicamentos convencionales. La contaminación, adulteración o etiquetado incorrecto pueden exponer a los pacientes a riesgos desconocidos.

Uno de los principales problemas es la contaminación. Los productos tradicionales pueden estar contaminados con metales pesados, pesticidas u otras sustancias tóxicas, lo que puede suponer graves riesgos para la salud. Estos contaminantes pueden deberse a prácticas inadecuadas de cultivo, recolección o transformación. La exposición a estos contaminantes, especialmente durante largos periodos de tiempo, puede provocar una serie de problemas de salud, desde síntomas agudos de intoxicación hasta efectos a largo plazo como daños orgánicos o cáncer.

Otro problema es la adulteración. Algunos fabricantes añaden deliberadamente sustancias farmacéuticas a sus productos para aumentar su eficacia. Estas adulteraciones no solo son ilegales, sino también peligrosas, ya que las sustancias añadidas pueden causar efectos secundarios inesperados o graves, sobre todo si el usuario ya está tomando otros medicamentos.

El etiquetado incorrecto también es motivo de grave preocupación. En algunos casos, los ingredientes que figuran en la etiqueta son incompletos, engañosos o directamente falsos. Esto puede ser especialmente problemático para los consumidores alérgicos a determinadas sustancias o que toman medicamentos específicos que pueden interactuar con ciertas hierbas. Por tanto, un etiquetado incorrecto no sólo puede mermar la eficacia del producto, sino también provocar peligrosas complicaciones para la salud.

También existe el problema de la insuficiencia de pruebas científicas para muchas prácticas de medicina tradicional. Mientras que algunos remedios tradicionales se han investigado en estudios científicos y se ha confirmado su eficacia, una gran proporción sigue sin contar con pruebas clínicas sólidas. Esto no significa necesariamente que estos remedios sean ineficaces, sino que sus efectos no se han investigado ni comprendido a fondo.

También existe el riesgo de un diagnóstico erróneo y el abandono del tratamiento convencional. A veces la gente recurre exclusivamente a remedios populares, incluso para afecciones graves o progresivas en las que un tratamiento médico convencional precoz sería crucial. Esto puede deteriorar la salud y hacer perder oportunidades de diagnóstico.

Para minimizar estos riesgos, es importante que los profesionales conozcan las limitaciones y los posibles peligros y utilicen la medicina tradicional como complemento, no como sustituto, de la medicina convencional.

Además, la comunicación abierta entre los pacientes y sus profesionales sanitarios sobre todas las formas de tratamiento utilizadas es crucial para garantizar una asistencia sanitaria segura y eficaz.

Recursos regionales y sus aplicaciones

La regionalidad de los remedios populares es un tema fascinante, ya que la medicina tradicional evoluciona a partir de las condiciones locales, los recursos disponibles y la historia cultural de una región. Los remedios populares suelen reflejar la relación de una comunidad con su entorno natural y utilizan las propiedades curativas de las plantas, los minerales y otros recursos de su entorno local.

En las zonas rurales y remotas, donde el acceso a la atención médica moderna puede ser limitado, los remedios populares desempeñan un papel especialmente importante. A menudo son el resultado de siglos de observación y experiencia con la flora y fauna locales y se transmiten de generación en generación. Estos remedios están profundamente arraigados en la cultura local y reflejan no sólo conocimientos médicos, sino también aspectos espirituales y sociales de la comunidad.

Por ejemplo, los habitantes de las regiones montañosas suelen utilizar plantas que crecen a mayor altitud y tienen propiedades especiales debido a las condiciones climáticas extremas y a la composición del suelo. En cambio, en las zonas costeras se suelen utilizar algas y plantas marinas, ricas en minerales y a las que se atribuyen propiedades curativas especiales.

La variedad de remedios populares es enorme y varía mucho según la situación geográfica, el clima y la biodiversidad de una región. En las regiones tropicales, por ejemplo, hay una gran variedad de plantas y hierbas medicinales que se utilizan en la medicina tradicional, mientras que en las regiones desérticas se suelen emplear plantas medicinales adaptadas a la extrema aridez.

Además, los remedios populares suelen reflejar el patrimonio histórico y cultural de una región. En muchas culturas, las prácticas curativas tradicionales están estrechamente vinculadas a creencias religiosas y espirituales, y la curación se entiende no sólo como un proceso físico sino también espiritual.

En Asia, las prácticas curativas son muy diversas y están profundamente arraigadas en las tradiciones culturales, abarcando desde métodos ancestrales hasta técnicas modernas. Llama especialmente la atención la concepción holística de la salud, que considera el cuerpo, la mente y el alma como un sistema integrado. En China, por ejemplo, la medicina tradicional china ha evolucionado hasta incluir la acupuntura, la fitoterapia, el masaje Tuina y el Qi Gong, y se basa en el concepto de Qi, o energía vital. Aquí, los desequilibrios en el flujo del qi se consideran la causa de la enfermedad.

En la India, el Ayurveda ha desarrollado un sistema igualmente completo basado en la armonización del cuerpo, la mente y el entorno, e incluye diversas formas de tratamiento como la terapia nutricional, la fitoterapia, el yoga y la meditación. El Ayurveda clasifica a los individuos según los tipos de dosha y las terapias se adaptan en consecuencia.

La medicina kampo japonesa, una adaptación de la medicina tradicional china, ofrece un enfoque único que se centra principalmente en terapias herbales y hace menos hincapié en la acupuntura. El diagnóstico kampo hace hincapié en el examen minucioso del paciente e incluye métodos como el diagnóstico de la lengua y el pulso.

Corea, por su parte, ha desarrollado su propia forma de medicina tradicional, que toma elementos de la medicina china pero incorpora sus propias técnicas, como la acupuntura manual, en la que la mano se considera una representación de todo el cuerpo. Corea también tiene un sistema propio de fitoterapia.

Por último, el masaje tailandés, que combina técnicas de puntos de presión con estiramientos similares a los del yoga y pretende equilibrar los canales energéticos del cuerpo, es famoso en Tailandia. El uso de hierbas medicinales también desempeña aquí un papel importante.

Estos métodos curativos asiáticos se utilizan tanto para medidas de salud preventivas como para tratar enfermedades específicas y han demostrado su eficacia a lo largo de su dilatada historia de uso. Recientemente, también han adquirido un reconocimiento y una popularidad crecientes en Occidente, a medida que cada vez más personas adoptan una visión integradora de la atención sanitaria.

Medicina tradicional de Asia

Asia se considera un centro de medicina tradicional por razones históricas, culturales y geográficas. Esta región del mundo tiene una larga historia y una tradición cultural muy arraigada que ha evolucionado a lo largo de miles de años. La medicina tradicional de Asia refleja este rico patrimonio histórico y cultural y está profundamente arraigada en los estilos de vida cotidianos, las creencias religiosas y las ideas filosóficas.

Una razón importante del papel central de Asia en la medicina tradicional es la larga e ininterrumpida historia de la práctica médica en la región. Sistemas como la medicina tradicional china y el Ayurveda se remontan a miles de años atrás. Estos sistemas han podido desarrollarse y perfeccionarse durante largos periodos de tiempo sin verse alterados en su esencia por grandes perturbaciones, como guerras o colonizaciones. Durante este tiempo se escribieron extensos textos médicos y protocolos de tratamiento, que siguen siendo la base de la práctica actual.

La diversidad y riqueza de los recursos naturales de Asia también desempeñan un papel importante. El continente posee una enorme diversidad biológica, que ha dado lugar a un extenso arsenal de hierbas y plantas medicinales. Estos recursos naturales han constituido la base para el desarrollo de complejos sistemas de fitoterapia, que son un componente central de muchas prácticas médicas tradicionales en Asia.

Además, las tradiciones filosóficas y espirituales de Asia, como el taoísmo, el budismo y el hinduismo, están estrechamente vinculadas a los conceptos de la medicina tradicional. Estas religiones y filosofías hacen hincapié en la armonía entre el hombre y la naturaleza, así como en la importancia del equilibrio y la totalidad. Estos puntos de vista han influido notablemente en el desarrollo y los principios de los sistemas médicos tradicionales.

Por último, la aceptación social y cultural también influye notablemente. En muchos países asiáticos, la medicina tradicional está profundamente integrada en el sistema sanitario y a menudo se utiliza como tratamiento complementario o alternativo a las prácticas médicas occidentales. Esta integración ha contribuido a preservar y promover los conocimientos de la medicina tradicional.

Todos estos factores -la larga historia, los ricos recursos naturales, los fundamentos filosóficos y la aceptación social- contribuyen a que Asia sea y siga siendo un importante centro de medicina tradicional.

La medicina tradicional asiática engloba una serie de prácticas, filosofías y enfoques terapéuticos desarrollados a lo largo de miles de años. Estos sistemas se basan en un profundo conocimiento del equilibrio entre cuerpo, mente y entorno, y a menudo utilizan productos naturales y métodos holísticos para tratar y prevenir enfermedades. Los sistemas de medicina tradicional más conocidos en Asia son la medicina tradicional china (MTC), el ayurveda y la medicina tradicional coreana.

La Medicina Tradicional China, que hunde sus raíces en la antigua filosofía china, considera la salud como un estado de equilibrio en el cuerpo, sobre todo en el flujo de la energía vital, conocida como Qi. Las prácticas de la MTC incluyen acupuntura, fitoterapia, tuina (una forma de terapia manual), qigong (una práctica que combina movimiento y respiración) y terapia nutricional. El diagnóstico en MTC suele basarse en la evaluación del pulso, el estado de la lengua y otros signos físicos para detectar desequilibrios en el organismo.

El Ayurveda, el sistema de medicina tradicional de la India, se basa en la idea de tres tipos básicos de energía o doshas: Vata, Pitta y Kapha. La salud se considera un estado de armonía entre estos doshas, el cuerpo, la mente y el entorno. Los tratamientos ayurvédicos incluyen fitoterapia, cambios en la dieta, masajes, meditación y yoga. El ayurveda hace hincapié en la prevención de enfermedades y el fomento de la longevidad a través de un enfoque holístico.

La medicina tradicional coreana comparte muchos conceptos con la MTC, pero también tiene sus propias prácticas y teorías. Incluye acupuntura, moxibustión (terapia que trata las zonas afectadas del cuerpo con hierbas calientes), fitoterapia coreana y terapias manuales especializadas.

A pesar de su popularidad y de sus profundas raíces históricas, estos sistemas médicos tradicionales se enfrentan a menudo a retos en el mundo médico moderno. Aunque muchas personas se benefician de sus tratamientos, existen dudas sobre la normalización, validación científica y seguridad de algunas prácticas. La investigación en estas áreas es cada vez más importante a medida que crece el interés por las terapias alternativas y complementarias. La integración de los métodos tradicionales en el sistema sanitario moderno exige una evaluación y adaptación cuidadosas para garantizar tanto la eficacia como la seguridad para los pacientes.

En la medicina tradicional china, el concepto de los cinco elementos (madera, fuego, tierra, metal y agua) tiene una importancia fundamental. Se cree que estos elementos están asociados a distintos órganos, emociones y procesos fisiológicos. El objetivo del tratamiento es equilibrar los desequilibrios entre estos elementos. La MTC también incluye métodos de diagnóstico únicos, como el diagnóstico lingual y el diagnóstico del pulso, en los que se analizan el aspecto de la lengua y la calidad del pulso para comprender mejor el estado del paciente.

El Ayurveda hace hincapié no sólo en la salud física, sino también en la mental y espiritual. Considera al ser humano como parte de un universo más amplio y hace hincapié en la necesidad de vivir en armonía con el mundo natural. La dieta desempeña un papel importante en el Ayurveda, con alimentos y hierbas seleccionados según los doshas individuales y los desequilibrios actuales.

Aunque la medicina tradicional coreana comparte muchas prácticas con la MTC, también ha desarrollado formas específicas de tratamiento, como la acupuntura

Saam, una técnica que se centra en los cinco elementos y utiliza puntos específicos de acupuntura.

Más recientemente, se ha producido una creciente aceptación e integración de estos sistemas tradicionales de medicina en Occidente, a menudo como parte de la medicina integrativa que combina prácticas tradicionales y modernas. Esta evolución va acompañada de un número creciente de estudios clínicos destinados a validar la eficacia y seguridad de estos enfoques tradicionales.

Medicina tradicional de África

La medicina tradicional en África es parte integrante de la cultura y el sistema sanitario del continente. Abarca una amplia gama de prácticas, remedios y ritos espirituales profundamente arraigados en la historia y la tradición de los distintos pueblos. La diversidad de la medicina tradicional africana refleja la diversidad cultural y biológica del continente.

En muchas comunidades africanas, la salud se entiende como un estado de equilibrio que abarca tanto aspectos físicos como espirituales. La enfermedad suele considerarse el resultado de un desequilibrio o desarmonía que puede deberse a factores naturales, sociales y espirituales. Por ello, el tratamiento no sólo incluye remedios físicos, sino también curaciones espirituales, rituales y oraciones.

Los curanderos, a menudo conocidos como sanadores tradicionales, chamanes o curanderos, desempeñan un papel fundamental en la medicina tradicional africana. No sólo son expertos en el uso de plantas medicinales y otros remedios naturales, sino que también actúan como guías espirituales y consejeros. Sus conocimientos suelen transmitirse por tradición oral y formación práctica.

La fitoterapia es una parte importante de la medicina tradicional africana. África, con su rica biodiversidad y una larga tradición de conocimientos indígenas, ofrece una enorme riqueza de plantas medicinales que se han utilizado en la medicina local durante siglos.

La medicina tradicional africana se basa en conocimientos y experiencias recogidos y transmitidos de generación en generación. En muchas culturas africanas, los curanderos o profesionales de la medicina tradicional son los custodios de estos conocimientos. Utilizan una variedad de plantas y hierbas para tratar una amplia gama de enfermedades, desde las infecciosas hasta las crónicas.

Estas prácticas no sólo se basan en conocimientos empíricos sobre las propiedades curativas de ciertas plantas, sino que a menudo también están profundamente arraigadas en las creencias espirituales y culturales de las comunidades. Muchos practicantes de la medicina tradicional africana ven la enfermedad como un desequilibrio que afecta no sólo al cuerpo, sino también a la mente y al entorno social del individuo. Por ello, el tratamiento suele ir encaminado a restablecer un equilibrio holístico.

Algunas de las plantas más utilizadas en la medicina tradicional africana también han atraído la atención internacional. Por ejemplo, el rooibos (Aspalathus linearis), originario de Sudáfrica, es apreciado en todo el mundo por sus propiedades antioxidantes. Del mismo modo, la planta Artemisia annua, utilizada en la medicina tradicional china, se emplea en algunas partes de África para el tratamiento de la malaria tras descubrirse su eficacia contra los patógenos de esta enfermedad.

El continente posee una rica flora y muchas plantas son valoradas por sus propiedades medicinales. Estas plantas se utilizan para tratar una amplia gama de dolencias, desde simples achaques a enfermedades complejas. En algunos casos, la investigación científica ha confirmado la eficacia de estos remedios tradicionales.

He aquí algunos ejemplos:

Aloe vera: conocido por sus propiedades calmantes, cicatrizantes e hidratantes, el aloe vera se utiliza en muchas culturas africanas para tratar problemas cutáneos como quemaduras, heridas y erupciones.

Rooibos (Aspalathus linearis): originario de Sudáfrica, el rooibos es conocido por sus propiedades antioxidantes. Se suele consumir en infusión y tiene efectos antiinflamatorios y potencialmente preventivos del cáncer.

Garra del diablo (Harpagophytum procumbens): Utilizada en medicina tradicional para aliviar el dolor, especialmente en afecciones articulares como la artritis, y para tratar problemas digestivos.

Baobab (Adansonia): El baobab, a menudo llamado "árbol de la vida", proporciona frutos ricos en vitamina C, calcio, hierro y fibra. Los frutos y las hojas del baobab se utilizan tradicionalmente para tratar el asma, la diarrea, la fiebre y otras enfermedades.

Ajenjo africano (Artemisia afra): En la medicina tradicional, esta planta se utiliza para tratar la tos, los resfriados y la gripe. Su pariente, la Artemisia annua, se utiliza para tratar la malaria.

Umckaloabo (Pelargonium sidoides): Esta planta sudafricana se utiliza a menudo para tratar infecciones respiratorias y bronquitis. Los estudios sugieren que tiene propiedades antivirales y antibacterianas.

Caléndula africana (Calendula officinalis): Tradicionalmente utilizada por sus propiedades curativas para problemas de la piel, heridas e inflamaciones.

Nuez de cola (Cola nitida y Cola acuminata): Comúnmente utilizada en África Occidental, es conocida por sus propiedades estimulantes debido a su contenido en cafeína y se utiliza tradicionalmente para aumentar la energía y tratar los dolores de cabeza.

Morinda lucida: utilizada en África Occidental para tratar la malaria y la fiebre.

Yohimbe (Pausinystalia yohimbe): La corteza de este árbol, que se encuentra en África central y occidental, se utiliza tradicionalmente para tratar las disfunciones sexuales y es conocida por sus propiedades afrodisíacas.

Moringa Oleifera: También conocido como el "árbol milagroso", se utiliza en muchas partes de África. Las hojas, semillas y raíces de la moringa son ricas en vitaminas, minerales y antioxidantes. Se utilizan para reforzar el sistema inmunitario, tratar la anemia, la artritis y como tónico general.

Geranio africano (Pelargonium sidoides): Se utiliza comúnmente para tratar enfermedades respiratorias, bronquitis y amigdalitis. También se le atribuyen propiedades antivirales y antibacterianas.

Hoodia Gordonii: Un tipo de cactus utilizado tradicionalmente por los bosquimanos San del desierto de Kalahari como supresor del apetito y calmante de la sed. Hoy en día, la hoodia se utiliza a menudo en productos dietéticos.

Senna Alejandrina: Conocida por su efecto laxante, se utiliza tradicionalmente para tratar el estreñimiento.

Garra del diablo africana (Harpagophytum procumbens): Se utiliza para aliviar el dolor y la inflamación, especialmente en afecciones articulares como la artritis.

Warburgia Ugandensis: Comúnmente utilizada para tratar la malaria, el asma y como agente antimicrobiano.

Planta africana de la enfermedad del sueño (Craibia zimmermannii): Tradicionalmente utilizada para tratar la enfermedad del sueño.

Melón amargo (Momordica charantia): Conocido por sus propiedades antidiabéticas, se utiliza para reducir los niveles de azúcar en sangre.

Jatropha Curcas: Tradicionalmente utilizada para tratar trastornos gastrointestinales y curar heridas.

Neem (Azadirachta indica): Aunque originario de la India, el neem está muy extendido en muchas partes de África y es apreciado por sus propiedades antisépticas, antivirales y antifúngicas.

Además de los remedios a base de hierbas, en la medicina tradicional africana también se utilizan con fines curativos otros materiales, como productos animales, minerales y objetos simbólicos. La selección y preparación de estos remedios suele basarse en complejos conocimientos y creencias culturales.

La medicina tradicional africana no se limita a los remedios a base de hierbas, sino que también incluye una variedad de otros materiales como productos animales, minerales y objetos simbólicos utilizados con fines curativos. Estas prácticas están profundamente arraigadas en las creencias y tradiciones culturales de las distintas comunidades y reflejan una comprensión holística de la salud y la enfermedad.

En muchas culturas africanas, partes de animales como huesos, órganos, grasa y sangre se utilizan como medicina. Estos materiales suelen utilizarse con fines específicos, como fortalecer, tratar inflamaciones o aliviar el dolor. En algunas tradiciones, se cree que ciertos animales tienen poderes o propiedades especiales que pueden ser útiles en el tratamiento de enfermedades.

En la medicina tradicional también se utilizan diversos minerales y tierras. A menudo se transforman en remedios en polvo o se utilizan de otras formas en el tratamiento. Estos minerales se utilizan en parte por sus supuestas propiedades físicas, pero también por su significado simbólico.

El uso de objetos simbólicos, rituales y ceremonias desempeña un papel importante en muchas tradiciones curativas africanas. Esto puede incluir el uso de amuletos especiales, talismanes u otros objetos que supuestamente ofrecen protección o curación. Los rituales y ceremonias, a menudo realizados por curanderos tradicionales o chamanes, pueden formar parte del proceso de curación y su objetivo es tratar tanto la mente como el cuerpo.

La selección y preparación de estos remedios se basaban a menudo en complejos conocimientos profundamente arraigados en la historia, las tradiciones y las prácticas culturales de las comunidades. Estas prácticas no sólo están destinadas a tratar síntomas físicos, sino que también tienen en cuenta aspectos espirituales, psicológicos y sociales del bienestar.

Es importante señalar que estas prácticas y creencias tradicionales varían en las distintas regiones y comunidades y que a menudo existen en paralelo con las prácticas médicas modernas. Mientras que algunos de estos métodos tradicionales pueden estar respaldados por la investigación científica, otros carecen de base científica. Por lo tanto, estos tratamientos deben considerarse con precaución y teniendo en cuenta tanto las perspectivas de la medicina tradicional como las de la moderna.

A pesar de la creciente globalización y la difusión de la medicina occidental, la medicina tradicional sigue siendo una parte esencial de la asistencia sanitaria en muchos países africanos. No sólo es importante por razones prácticas, ya que a menudo es la única forma de tratamiento disponible o asequible, sino que también tiene un profundo significado cultural y espiritual para la población. Por ello, preservar y promover estos conocimientos tradicionales no sólo es importante para la atención sanitaria, sino también para la identidad y el patrimonio culturales de África.

Medicina tradicional europea

La curación popular en Europa también tiene una historia rica y compleja, profundamente arraigada en las tradiciones locales y en la relación de las personas con su entorno natural. En Europa, la medicina popular varía mucho de una región a otra, pero en general refleja un profundo conocimiento del poder curativo de las plantas, los minerales y otros recursos naturales, combinado con prácticas que se derivan de las tradiciones y los sistemas de creencias locales.

En muchas partes de Europa, la medicina popular estaba estrechamente vinculada al ciclo anual y a las fiestas asociadas. Por ejemplo, algunas hierbas se recolectaban en momentos especiales, como el solsticio de verano, cuando se creía que eran especialmente eficaces. Los conocimientos sobre las plantas medicinales y su uso solían transmitirse oralmente de una generación a otra, y las mujeres, especialmente las comadronas y las llamadas "mujeres sabias", solían ser las portadoras de estos conocimientos.

En Europa, la fitoterapia siempre ha desempeñado un papel central en la medicina tradicional. Hierbas como la manzanilla, la menta, la lavanda y la hierba de San Juan no sólo son conocidas por sus fines medicinales, sino que también se han utilizado en diversos contextos culturales y espirituales. Esta práctica tan arraigada refleja el amplio conocimiento de las propiedades curativas de las plantas y su uso en la atención sanitaria.

La manzanilla, por ejemplo, es apreciada por sus propiedades calmantes y antiinflamatorias y se utiliza para diversas dolencias como problemas gastrointestinales o para relajarse en casos de estrés y trastornos del sueño. La menta piperita suele emplearse para problemas digestivos y dolores de cabeza, mientras que la lavanda es conocida por sus efectos calmantes y suele utilizarse para aliviar la ansiedad. La hierba de San Juan se utiliza principalmente para tratar la depresión leve o moderada.

Además de sus propiedades medicinales, estas hierbas también desempeñaban un papel importante en diversos rituales y se utilizaban como hechizos protectores.

La lavanda, por ejemplo, no sólo era apreciada por su fragancia y efecto calmante, sino que también se colgaba en las casas para ahuyentar a los malos espíritus. Hierbas como la artemisa se utilizaban en purificaciones rituales y en amuletos protectores.

Los conocimientos tradicionales sobre la preparación y dosificación de estas hierbas eran cruciales para su eficacia. Estos conocimientos incluían qué partes de la planta utilizar, cómo debían recolectarse, secarse y almacenarse, así como la dosis correcta y la combinación de las distintas hierbas. Estos conocimientos solían transmitirse oralmente de generación en generación y están documentados en parte en antiguos libros de fitoterapia.

Hoy en día, muchas hierbas medicinales tradicionales también se utilizan en la medicina moderna. Los principios activos de algunas plantas se han aislado y sirven de base para preparados farmacéuticos. Esta integración es un proceso fascinante que muestra cómo el conocimiento antiguo y la ciencia moderna pueden trabajar juntos.

Un ejemplo clásico es la corteza de sauce, que contiene ácido salicílico. Este ácido sirvió de base para el desarrollo de la aspirina, uno de los analgésicos más utilizados.

Otro ejemplo es la ergotamina, que se extrae del hongo del cornezuelo y se utiliza en medicina para tratar las migrañas y otros dolores de cabeza. El conocido medicamento contra el cáncer paclitaxel, extraído originalmente de la corteza del tejo del Pacífico, también muestra cómo las plantas medicinales tradicionales pueden influir en el desarrollo de los medicamentos modernos.

Sin embargo, el desarrollo de medicamentos a partir de hierbas medicinales tradicionales es un proceso complejo. Requiere amplias investigaciones y ensayos clínicos para garantizar la seguridad y eficacia de los principios activos. Además, científicos y médicos tienen que considerar la dosis correcta y las posibles interacciones con otros medicamentos.

El reto también reside en encontrar el equilibrio entre la preservación de los métodos curativos tradicionales y la aplicación de normas científicas rigurosas. Aunque la medicina moderna adopta muchos de los principios de las hierbas medicinales tradicionales, desea utilizarlos dentro de un marco basado en la evidencia. Esto significa que todas las intervenciones médicas, incluidas las medicinas derivadas de hierbas medicinales, deben estar respaldadas por la investigación científica y los ensayos clínicos.

La fitoterapia en Europa es, por tanto, un ejemplo vivo de cómo el conocimiento tradicional y la ciencia moderna pueden trabajar juntos para enriquecer la asistencia sanitaria. Demuestra la importancia de preservar los conocimientos tradicionales y la necesidad de probarlos y complementarlos con métodos científicos.

Sin embargo, la medicina popular en Europa también se caracterizaba tradicionalmente por la superstición y las prácticas mágicas. Los rituales curativos, las bendiciones y los conjuros formaban a menudo parte del proceso de curación. Esto reflejaba la opinión de la época de que la salud y la enfermedad podían tener causas espirituales y sobrenaturales, además de físicas. Esta concepción de la salud y la enfermedad como una interacción de factores físicos, espirituales y sobrenaturales estaba muy extendida en muchas culturas y épocas.

Rituales de curación y conjuros: En muchas tradiciones europeas, los rituales y conjuros eran parte integrante del proceso de curación. Estas prácticas se basaban a menudo en la creencia de que las enfermedades podían estar causadas por espíritus malignos, el mal de ojo u otras fuerzas sobrenaturales. Los rituales curativos, que incluían la recitación de oraciones, bendiciones o conjuros especiales, pretendían alejar o curar estas influencias negativas.

Hierbas medicinales y amuletos: además de los rituales y las oraciones, los remedios naturales, como las hierbas, también desempeñaban un papel importante. A menudo se recolectaban en combinación con determinados rituales o en determinados momentos (por ejemplo, durante la luna llena) para maximizar su eficacia. Los amuletos o talismanes, etiquetados con determinados símbolos, se llevaban o guardaban en las casas para fomentar la protección y la curación.

Mujeres sabias y curanderas: A menudo eran las curanderas locales, las herboristas o las llamadas "mujeres sabias" (también conocidas como brujas en algunas regiones) las que llevaban a cabo estas prácticas curativas. Tenían amplios conocimientos de las plantas medicinales locales y de las prácticas curativas tradicionales, y a menudo eran las principales consejeras sanitarias en las comunidades rurales.

El papel de la Iglesia y el cristianismo: La Iglesia cristiana también desempeñó un papel importante en la medicina medieval y moderna en Europa. Muchas prácticas curativas estaban vinculadas a rituales religiosos y a la creencia en los poderes curativos de los santos. Las peregrinaciones a lugares sagrados, la invocación de santos patronos para determinadas enfermedades y el uso de objetos consagrados formaban parte de las tradiciones curativas.

Transición a la medicina científica: Con la llegada del Renacimiento y, más tarde, de la Ilustración, la comprensión de la enfermedad y la salud empezó a cambiar. La influencia de la religión y la superstición en la medicina disminuyó gradualmente, mientras que la observación empírica y la investigación científica ganaron importancia.

Estas prácticas históricas de medicina popular reflejan una comprensión polifacética de la salud y la enfermedad que iba mucho más allá de los aspectos puramente físicos. Muestran cómo, en el pasado, la falta de conocimientos médicos modernos se compensaba con un complejo sistema de creencias y prácticas que tenían en cuenta tanto la dimensión física como la espiritual de la vida humana. Aunque muchas de estas prácticas se consideran hoy anticuadas o supersticiosas, constituyen una parte importante del patrimonio cultural y contribuyen a comprender el desarrollo de la medicina y las opiniones de la sociedad sobre la salud y la enfermedad.

Con la llegada de la medicina moderna en los siglos XIX y XX, la medicina popular tradicional empezó a perder importancia, pero se mantuvo viva en muchas zonas rurales. Más recientemente, la medicina popular ha experimentado una especie de renacimiento en Europa debido al creciente interés por los métodos curativos naturales y holísticos. Esto ha llevado a redescubrir y reevaluar las plantas y prácticas medicinales tradicionales.

Hoy en día, la medicina popular europea está reconocida como parte de nuestro patrimonio cultural y como un valioso recurso para métodos curativos alternativos y complementarios. En muchos países se están haciendo esfuerzos por documentar estos conocimientos tradicionales y preservarlos para las generaciones futuras. Al mismo tiempo, se está investigando científicamente la eficacia de muchas plantas y métodos medicinales tradicionales con vistas a su posible integración en la práctica médica moderna.

Así pues, la medicina popular en Europa no sólo ofrece una visión de la historia cultural del continente, sino también de la forma en que las personas han entendido y cuidado su salud a lo largo de los siglos. Representa una conexión con la naturaleza y una visión holística de la salud y el bienestar que sigue vigente hoy en día.

Métodos curativos indígenas en América

Los métodos curativos indígenas de las Américas han evolucionado a lo largo de miles de años. Estos métodos de curación tienen sus raíces en las arraigadas tradiciones y creencias de los diversos pueblos indígenas del continente y reflejan una estrecha conexión con la naturaleza, lo espiritual y el cosmos. Varían enormemente entre las distintas culturas y regiones de las Américas, desde los inuit del extremo norte hasta los pueblos indígenas de Sudamérica, e incluyen una amplia gama de prácticas, rituales y remedios.

Un elemento esencial de los métodos curativos indígenas es el uso de plantas medicinales y sustancias naturales. Los curanderos indígenas, a menudo conocidos como chamanes, curanderos o curanderas, tienen un profundo conocimiento de la flora y la fauna locales y de sus propiedades curativas. Muchas de las plantas utilizadas también son reconocidas actualmente en la medicina moderna por su eficacia, como la corteza de sauce, que es una fuente natural de ácido salicílico, el principio activo de la aspirina.

Los curanderos indígenas, como los chamanes o los curanderos, suelen ser los guardianes de estos conocimientos. No sólo conocen las propiedades y aplicaciones de diversas plantas y sustancias naturales, sino que también comprenden la importancia de los aspectos rituales y espirituales en la curación. Estos curanderos suelen considerar la salud y la enfermedad como parte de un sistema holístico que incluye tanto factores físicos como espirituales y ambientales.

La corteza de sauce es un ejemplo destacado de cómo los conocimientos tradicionales han allanado el camino a importantes descubrimientos de la medicina moderna. La corteza de sauce ha sido utilizada durante siglos por diversas culturas por sus propiedades analgésicas y antiinflamatorias. La medicina moderna ha confirmado y desarrollado este uso tradicional aislando el ácido salicílico, el principio activo de la corteza de sauce. Este descubrimiento condujo al desarrollo de la aspirina, uno de los medicamentos más conocidos y utilizados en el mundo.

Sin embargo, este tipo de transferencia de conocimientos es sólo la punta del iceberg. Muchas plantas y sustancias naturales utilizadas por los pueblos indígenas siguen en gran medida inexploradas por la comunidad científica. Esto encierra un enorme potencial para futuros descubrimientos e innovaciones médicas. Sin embargo, la investigación de estos recursos requiere un enfoque respetuoso con los conocimientos y la cultura indígenas, así como una distribución justa y ética de los beneficios resultantes.

El reto consiste en preservar y respetar los conocimientos tradicionales de los pueblos indígenas al tiempo que se exploran las posibilidades de integrarlos en la investigación y la práctica médicas modernas. Esto implica una cooperación basada en el respeto mutuo, la equidad y el reconocimiento de los derechos de las comunidades indígenas. También es importante concienciar sobre la importancia de preservar la biodiversidad, ya que ésta constituye la base de los conocimientos tradicionales sobre plantas medicinales y sustancias naturales.

Las prácticas curativas no sólo incluyen aspectos físicos de la curación, sino también elementos espirituales y psicológicos. Rituales, oraciones, cánticos y danzas son a menudo parte integrante de la curación, basados en la creencia de que la enfermedad afecta no sólo al cuerpo, sino también a la mente y al espíritu. Muchos métodos curativos indígenas pretenden restablecer el equilibrio entre estos aspectos.

Otro aspecto central es la estrecha conexión con la comunidad y el medio ambiente. La curación suele entenderse como un proceso que abarca no sólo al individuo, sino a toda la comunidad y su relación con el mundo natural. Este enfoque holístico refleja las profundas creencias filosóficas y espirituales arraigadas en las culturas indígenas de las Américas.

El papel del curandero es especialmente importante en estas culturas. Los curanderos indígenas suelen ser miembros muy respetados de sus comunidades y no sólo son líderes médicos, sino también espirituales. Sus conocimientos suelen adquirirse tras largos años de aprendizaje y, a menudo, a través de experiencias espirituales o visiones.

Los métodos curativos tradicionales de los inuit, que viven en los gélidos y difíciles entornos del Ártico, están profundamente arraigados en su cultura y su modo de vida. En una región donde el acceso a las plantas es limitado y el clima extremo, los inuit han desarrollado métodos únicos para tratar los problemas de salud que dependen en gran medida de la utilización de los recursos disponibles. Su medicina se basa principalmente en el uso de partes de los animales que cazan, como grasa, carne, huesos y despojos. Por ejemplo, el aceite de foca se utiliza a menudo para tratamientos cutáneos y para reforzar el sistema inmunitario por su riqueza en vitaminas.

Además del uso de productos animales, los inuit también han desarrollado técnicas especiales de terapia manual. Éstas incluyen masajes y otros tratamientos físicos, a menudo combinados con tratamientos térmicos como la aplicación de piedras calientes para aliviar el dolor muscular y otras dolencias. Estas técnicas físicas se complementan con un profundo conocimiento de los efectos de su dieta en la salud. La dieta tradicional inuit, rica en proteínas y grasas, es una parte esencial de su sistema de salud.

Otro aspecto importante de la medicina inuit es la incorporación de elementos espirituales y psicológicos. Los curanderos espirituales, conocidos como angakoks, desempeñan un papel central en la comunidad y son muy valorados por sus conocimientos de espiritualidad, psicología y medicina. Sus prácticas incluyen rituales y ceremonias destinados a promover y mantener el bienestar mental y espiritual.

Con el tiempo, los inuit se han adaptado a los cambios modernos combinando las prácticas tradicionales con la medicina moderna. Esta fusión de tradiciones ancestrales con nuevos métodos demuestra la flexibilidad y resistencia de la cultura inuit. La medicina inuit es, por tanto, un testimonio de cómo los pueblos indígenas utilizan e interpretan su entorno para desarrollar prácticas sanitarias que afectan tanto al cuerpo como a la mente, al tiempo que están estrechamente conectadas con su medio ambiente. Esta comprensión profunda y holística de la salud hace de la medicina tradicional inuit una parte integral y fascinante del patrimonio médico mundial.

La medicina tradicional de Sudamérica, por su parte, es un campo rico y diverso que está profundamente arraigado en las diversas culturas del continente. En Sudamérica, una región con una gran biodiversidad y una larga historia de pueblos indígenas, se han desarrollado a lo largo de los siglos tradiciones médicas únicas, que abarcan tanto los aspectos físicos como espirituales de la curación.

Las prácticas y creencias de la medicina tradicional sudamericana se caracterizan por la estrecha relación de las personas con la naturaleza y su entorno. Muchas tradiciones curativas están profundamente entrelazadas con creencias espirituales, y los chamanes o curanderos suelen desempeñar un papel central. Estos curanderos son conocidos no sólo por su conocimiento de las propiedades medicinales de las plantas y otras sustancias naturales, sino también por su capacidad de comunicarse e interactuar con los mundos espirituales para lograr la curación y el equilibrio.

El uso de la flora local con fines medicinales es una parte fundamental de estas tradiciones. Sudamérica alberga una enorme variedad de especies vegetales, muchas de las cuales tienen propiedades medicinales únicas. Por ejemplo, la corteza del árbol de la quina, fuente de quinina, se ha utilizado durante siglos para tratar la malaria. Otras plantas, como la ayahuasca, una planta alucinógena, se utilizan en contextos rituales para facilitar experiencias espirituales o tratar dolencias psicológicas.

Además de la fitoterapia, la medicina tradicional sudamericana incluye prácticas como la sanación energética, los rituales de limpieza y el uso de cantos y danzas curativas. Estas prácticas no sólo pretenden curar el cuerpo, sino también promover el bienestar mental y espiritual.

Con el tiempo, estos métodos curativos tradicionales han evolucionado y se han adaptado a las circunstancias modernas. Muchos países sudamericanos han empezado a integrar elementos de la medicina tradicional en sus sistemas sanitarios, a menudo practicándolos junto a la medicina occidental moderna. Este planteamiento integrador refleja el reconocimiento del valor de las prácticas curativas tradicionales y ofrece un enfoque más holístico de la asistencia sanitaria.

Así pues, la medicina tradicional sudamericana ofrece una visión fascinante de cómo los pueblos indígenas han utilizado sus amplios conocimientos de la naturaleza y el mundo espiritual para desarrollar prácticas sanitarias dirigidas a la persona en su totalidad: cuerpo, mente y espíritu. Representa una parte inestimable del patrimonio médico mundial y ofrece valiosas perspectivas y enfoques para la atención sanitaria en todo el mundo.

La medicina popular nativa americana, practicada por los pueblos indígenas de Norteamérica, es un sistema polifacético que combina aspectos físicos, espirituales y psicológicos y se basa en un profundo conocimiento de la naturaleza y su relación con el hombre. Esta medicina tradicional forma parte integrante de la identidad cultural y el patrimonio de las distintas tribus nativas americanas.

Uno de los rasgos característicos de la medicina nativa americana es su visión holística de la salud y la enfermedad. Se basa en la creencia de que la salud es un estado de equilibrio en el que influyen factores tanto físicos como espirituales. La enfermedad suele considerarse el resultado de un desequilibrio o una alteración de esta armonía. Por lo tanto, la curación implica no sólo el tratamiento de los síntomas, sino también el restablecimiento del equilibrio en todo el cuerpo y la mente del individuo, así como la armonización con su entorno y su mundo espiritual.

Las plantas medicinales desempeñan un papel fundamental en la medicina de los nativos americanos. El conocimiento de las propiedades y usos de diversas plantas se transmite de generación en generación y constituye la columna vertebral de la práctica médica. Estas plantas se valoran no sólo por sus poderes curativos físicos, sino también por sus propiedades espirituales. Se utilizan en diversas formas, como tés, ungüentos, tinturas y humo. No sólo se utilizan para tratar enfermedades, sino también para la prevención, la purificación y la protección.

Además de la fitoterapia, los rituales y ceremonias desempeñan un papel importante en la medicina de los nativos americanos. Estas prácticas espirituales, a menudo dirigidas por chamanes o curanderos, incluyen cantos, danzas, oraciones y otros actos ceremoniales. Su objetivo es mejorar el bienestar mental y emocional, reforzar la conexión con el mundo espiritual y propiciar la curación a un nivel más profundo, a menudo considerado sagrado.

Otro aspecto de la medicina nativa americana es la importancia de la comunidad y la cohesión social. La curación suele considerarse un proceso colectivo en el que participa la comunidad. Esto puede incluir el apoyo de familiares y amigos, rituales colectivos o el intercambio de conocimientos curativos.

La medicina nativa americana se ha adaptado y desarrollado a lo largo del tiempo, pero sigue estrechamente vinculada a los valores y prácticas tradicionales. En la actualidad, está experimentando un renacimiento a medida que crece la conciencia de la importancia de los métodos de curación holísticos y naturales. Muchos de los conceptos y prácticas de la medicina nativa americana se están incorporando a los enfoques holísticos modernos de la salud, contribuyendo a una comprensión más profunda de la conexión entre el hombre, la naturaleza y el espíritu. Representa una tradición médica rica y diversa que no sólo tiene valor histórico, sino que sigue siendo relevante en la atención sanitaria moderna.

En el mundo moderno, sin embargo, el arte indígena de curar se enfrenta a desafíos. La continua erosión de las culturas y hábitats indígenas, los cambios en el medio ambiente y la pérdida de conocimientos tradicionales amenazan estos antiguos métodos curativos. Al mismo tiempo, hay un creciente interés y aprecio por estas prácticas tradicionales, entre otras cosas debido a la creciente conciencia de las limitaciones de la medicina moderna y al interés por métodos curativos alternativos.

Los métodos curativos indígenas de las Américas son, por tanto, un testimonio vivo de la diversidad cultural y los profundos conocimientos de los pueblos indígenas. Ofrecen una visión única de las interrelaciones entre los seres humanos, la naturaleza y el cosmos y son una fuente importante para comprender los métodos curativos alternativos. Su conservación e integración en las prácticas curativas modernas puede contribuir no sólo a la atención sanitaria, sino también a la preservación del rico patrimonio cultural de los pueblos indígenas de las Américas.

Métodos curativos indígenas en Australia

Los métodos de curación autóctonos de Australia, a menudo conocidos como "Bush Medicine", tienen su origen en el pueblo aborigen de Australia, cuya cultura es una de las más antiguas del mundo. Estos métodos curativos están profundamente arraigados en la compleja relación de los aborígenes con la tierra, su espiritualidad y sus antiguas tradiciones.

Las prácticas curativas de los pueblos aborígenes, largo tiempo aislados, están estrechamente vinculadas a su concepción de la tierra y la naturaleza. Consideran la tierra y sus elementos no sólo como fuente de vida, sino también como parte central de su patrimonio espiritual y cultural. Esta estrecha conexión con la tierra se refleja en su amplio conocimiento de las propiedades curativas de la flora y la fauna australianas.

Las plantas medicinales desempeñan un papel crucial en la medicina tradicional aborigen. Utilizan diversas plantas con fines medicinales, desde hojas y cortezas hasta frutos y semillas. Estas plantas se utilizan a menudo en diversas formas, ya sea como extractos, ungüentos, infusiones o vapores. Algunos ejemplos bien conocidos son el uso de hojas de eucalipto para tratar resfriados y enfermedades respiratorias o el de ciertas cortezas de árboles por sus propiedades antisépticas.

Además de las plantas medicinales, los aborígenes conceden gran importancia a los aspectos espirituales y rituales de la curación. Los curanderos, a menudo conocidos como "ngangkari", son muy apreciados en la comunidad y conocidos por su capacidad de comunicarse con seres espirituales para tratar enfermedades y dolencias. Estos curanderos utilizan una combinación de técnicas físicas, como masajes y puntos de presión, y métodos espirituales, como cantar canciones tradicionales y realizar rituales, para promover el bienestar y curar enfermedades.

Los ngangkari también desempeñan un papel importante en el mantenimiento del equilibrio emocional y social de su comunidad. No sólo son curanderos en el sentido físico, sino también guardianes del conocimiento cultural y guías espirituales. Sus prácticas suelen transmitirse oralmente y están profundamente arraigadas en la historia y las tradiciones de sus respectivas comunidades.

En los últimos años ha aumentado el interés por los métodos curativos tradicionales aborígenes. Muchos médicos e investigadores modernos reconocen el valor de estos conocimientos ancestrales y buscan formas de integrarlos en la atención sanitaria contemporánea. Cada vez hay más iniciativas encaminadas a documentar y preservar los conocimientos aborígenes, así como programas que combinan métodos curativos tradicionales y modernos.

Por tanto, las prácticas curativas indígenas en Australia no sólo ofrecen una visión fascinante de una de las culturas más antiguas del mundo, sino que también representan una visión holística de la salud y el bienestar que combina aspectos físicos, emocionales, espirituales y comunitarios. Constituyen una parte importante del patrimonio cultural aborigen y tienen el potencial de aportar una valiosa contribución a la sanidad moderna.

Medicina tradicional rusa

La medicina tradicional rusa tiene sus propias características y se basa en una larga historia de métodos y prácticas curativas populares. Esta tradición médica está fuertemente caracterizada por las condiciones naturales y culturales de Rusia.

Uno de los conceptos básicos de la medicina tradicional rusa es el uso de remedios naturales. La fitoterapia desempeña un papel importante, ya que se utilizan diversas plantas y hierbas por sus propiedades curativas. Estas hierbas se utilizan a menudo en infusiones, tinturas o ungüentos para tratar diversas dolencias. Algunas de las hierbas más utilizadas son la manzanilla, la hierba de San Juan y la menta piperita.

Otro rasgo característico de la medicina tradicional rusa es el uso de saunas, conocidas como "banya". La banya no sólo se utiliza como lugar de relajación, sino también con fines terapéuticos. Se dice que la alternancia entre vapor caliente y agua fría estimula la circulación sanguínea, refuerza el sistema inmunitario y ayuda a desintoxicar el organismo. Este proceso suele combinarse con el uso de escobas de madera de abedul o roble, conocidas como "veniks", que se utilizan para estimular la piel y mejorar la circulación.

Las ventosas son otro método utilizado en la medicina popular rusa. Se colocan ventosas en determinadas partes del cuerpo para crear una presión negativa. Se dice que esta práctica favorece la circulación sanguínea y se utiliza para tratar el dolor y diversas dolencias.

Además de estos métodos, existen diversos rituales y prácticas curativas que se transmiten de generación en generación. Pueden incluir oraciones, conjuros y el uso de símbolos anclados en la creencia de que pueden aliviar o curar enfermedades.

La dieta desempeña un papel importante en la medicina tradicional rusa. Se cree que ciertos alimentos tienen propiedades curativas y pueden ayudar a equilibrar el organismo. Por ejemplo, los alimentos fermentados como el chucrut y el kvass (una bebida fermentada hecha con pan) se valoran por sus propiedades probióticas y por favorecer la salud digestiva. La miel, las bayas y los frutos secos también son ingredientes populares en la dieta tradicional y se valoran por sus propiedades nutritivas y curativas.

Otro elemento de la medicina tradicional rusa es el uso de barro curativo y aguas minerales. Rusia cuenta con numerosos manantiales naturales y baños de barro que se utilizan con fines terapéuticos. Estos recursos naturales se utilizan tradicionalmente para tratar enfermedades de la piel, problemas musculares y articulares, así como para la recuperación y regeneración general.

La fisioterapia también ocupa un lugar destacado en la medicina tradicional rusa. Métodos como el masaje, la terapia del movimiento y la terapia manual se utilizan para tratar dolencias físicas y promover el bienestar general. Estas prácticas suelen combinarse con otros métodos de tratamiento tradicionales, como la banya o la fitoterapia.

También cabe destacar que la medicina tradicional rusa adopta un enfoque holístico. Esto significa que no se centra sólo en tratar síntomas específicos, sino en armonizar todo el cuerpo y la mente. El bienestar emocional y espiritual se consideran tan importantes como la salud física.

Por último, la transmisión y transmisión de conocimientos sobre estas prácticas tradicionales es un aspecto importante. Muchos de los métodos y recetas se transmiten de generación en generación dentro de las familias, y los miembros de más edad transmiten sus conocimientos y experiencia a los más jóvenes.

En general, la medicina tradicional rusa ofrece una fascinante mezcla de prácticas históricas, remedios naturales y un enfoque holístico de la promoción de la salud profundamente arraigado en la cultura y la historia rusas.

Medicina tradicional nórdica

La medicina popular nórdica está profundamente arraigada en las tradiciones y la cultura de los países nórdicos como Suecia, Noruega, Dinamarca, Finlandia e Islandia. Esta tradición médica se ha desarrollado a lo largo de los siglos y se caracteriza por la estrecha relación de estas culturas con la naturaleza y sus paisajes.

Las hierbas y los remedios naturales también desempeñan un papel fundamental en la medicina popular nórdica. Plantas como la angélica, la hierba de San Juan y la valeriana se utilizaban tradicionalmente para tratar diversas dolencias. Estas plantas medicinales se solían preparar en infusiones, tinturas o ungüentos. El conocimiento de las propiedades curativas de estas plantas solía transmitirse oralmente de generación en generación, lo que reflejaba un profundo conocimiento de los ecosistemas locales y sus recursos.

Otro rasgo llamativo de la medicina popular nórdica es el uso de saunas. En Finlandia, por ejemplo, la sauna no es sólo un lugar de relajación, sino también un lugar tradicional de curación física y mental. El calor y el vapor, combinados con plantas aromáticas como las ramitas de abedul, se utilizan para limpiar y revitalizar el cuerpo y la mente.

Los rituales y las prácticas espirituales también desempeñaban un papel importante en la medicina popular nórdica. A menudo incluían oraciones, conjuros y el uso de símbolos y amuletos para promover la salud y el bienestar. Estos aspectos de la medicina popular nórdica reflejan las arraigadas creencias y la espiritualidad de estas culturas.

La tradición y la práctica de la medicina popular nórdica han cambiado con el tiempo, especialmente con la llegada de la medicina moderna. No obstante, muchas de sus prácticas y creencias siguen vivas en los países nórdicos, a menudo modernizadas o como parte de un enfoque holístico de la promoción de la salud.

Estos métodos curativos tradicionales no sólo ofrecen una visión de la historia cultural de los países nórdicos, sino que también se reconocen cada vez más como un valioso complemento de las prácticas médicas modernas. Hacen hincapié en la importancia del equilibrio entre el cuerpo, la mente y la naturaleza y reflejan un profundo respeto por el mundo natural.

Medicina tradicional árabe

Esta tradición médica se extiende por países como Arabia Saudí, Egipto, Marruecos, Irak, Siria y muchos otros, y se caracteriza por una combinación de conocimientos curativos locales, influencias islámicas y prácticas médicas ancestrales.

Una de las características más destacadas de la medicina popular árabe es el uso de hierbas especiales y sustancias naturales. Plantas como el comino negro, la mirra, el incienso y el aloe vera desempeñan un papel fundamental en el tratamiento de enfermedades. Estas plantas medicinales se utilizan en diversas formas, como aceites, pastas, infusiones o polvos. El conocimiento de estos remedios solía transmitirse de generación en generación, y cada curandero o herborista tenía sus propios conocimientos y prácticas específicos.

Otro aspecto importante de la medicina popular árabe es la importancia de la fe y las prácticas espirituales. La curación se relaciona a menudo con las creencias religiosas, y se cree que las oraciones, los rituales espirituales y la fe en Dios pueden contribuir a la curación. Esto refleja la profunda imbricación de la religión y la vida cotidiana en muchas culturas árabes.

La medicina popular árabe también tiene una larga tradición en dietética. La importancia de una dieta equilibrada y el uso de alimentos específicos para tratar y prevenir enfermedades son conceptos centrales. Estas prácticas se basan a menudo en los principios de la patología humoral, basada en las enseñanzas de la antigua medicina griega y desarrollada posteriormente por destacados médicos islámicos como Avicena (Ibn Sina).

Prácticas curativas como la ventosaterapia (hijama) también forman parte de la medicina tradicional árabe. Este método se utiliza para tratar diversas dolencias y se basa en la idea de que eliminando la sangre "mala" se pueden resolver diversos problemas de salud.

En el mundo moderno, muchos aspectos de la medicina popular árabe han experimentado un renacimiento a medida que crece el interés por los métodos curativos alternativos y las terapias naturales. Al mismo tiempo, la medicina moderna ha influido e integrado muchas prácticas de la medicina tradicional árabe. En este sentido, la medicina popular árabe sigue siendo un campo vibrante y en evolución, que abarca enfoques médicos tanto históricos como contemporáneos y refleja el profundo patrimonio cultural del mundo árabe.

Remedios populares y sus ingredientes

Los remedios populares y sus ingredientes son conocidos en todo el mundo por sus propiedades curativas y se valoran tanto en la medicina tradicional como en la moderna. Muchos de estos remedios contienen principios activos responsables de sus efectos terapéuticos.

Hierbas y plantas medicinales

Las hierbas y plantas medicinales han desempeñado un papel fundamental en la medicina y la asistencia sanitaria en diversas culturas de todo el mundo durante miles de años. Su uso abarca desde simples remedios caseros hasta complejas preparaciones en la producción de hierbas medicinales. Estas plantas se valoran por sus principios activos específicos, que pueden aliviar diversas dolencias y enfermedades. Su uso abarca desde ingestiones orales, como infusiones y tinturas, hasta aplicaciones externas, como pomadas y aceites.

Un aspecto importante en el uso de hierbas y plantas medicinales es el profundo conocimiento de sus propiedades específicas y métodos de aplicación, que se ha ido recopilando y transmitiendo a lo largo de generaciones. Este conocimiento no sólo es importante para seleccionar las plantas adecuadas, sino también para su correcta dosificación y aplicación a fin de lograr la máxima eficacia y minimizar los efectos secundarios.

Además, las hierbas y plantas medicinales se han convertido en parte integrante de las tradiciones y prácticas locales de muchas culturas. A menudo se asocian estrechamente con aspectos espirituales y rituales de la vida y se valoran no sólo por sus propiedades curativas físicas, sino también por sus efectos espirituales y emocionales.

En el contexto de la medicina moderna, cada vez se estudian más científicamente muchas hierbas y plantas medicinales para comprender mejor sus modos de acción y explorar sus posibles beneficios terapéuticos. En algunos casos, esta investigación ha conducido al desarrollo de nuevos medicamentos basados en el conocimiento tradicional de las plantas.

El uso de hierbas medicinales es una parte fundamental de la medicina tradicional en todo el mundo. Muchas culturas han desarrollado sus propias plantas y métodos para tratar problemas de salud y promover el bienestar general. He aquí algunas hierbas medicinales de uso común que desempeñan un papel en diversos sistemas de medicina tradicional de todo el mundo:

- **Ginseng**: Muy utilizado en la medicina tradicional china, el ginseng es apreciado por sus propiedades vigorizantes y revitalizantes. Se dice que aumenta la energía, mejora el rendimiento mental y refuerza el sistema inmunitario.
- **Jengibre**: popular en muchas culturas, el jengibre se utiliza a menudo para tratar las náuseas, la indigestión y aliviar los síntomas del resfriado. También tiene propiedades antiinflamatorias.
- **Cúrcuma**: Utilizada en la medicina ayurvédica de la India, la cúrcuma es conocida por sus

potentes propiedades antiinflamatorias y antioxidantes. Se utiliza a menudo para tratar la artritis y otras afecciones inflamatorias.

- **Equinácea**: Utilizada en la medicina indígena norteamericana, la equinácea es conocida por su capacidad para reforzar el sistema inmunitario y combatir los resfriados y la gripe.
- **Aloe vera**: Utilizado en muchas culturas por sus propiedades cicatrizantes, el aloe vera se emplea externamente para tratar quemaduras, heridas e irritaciones cutáneas.
- **Lavanda**: Conocida por sus propiedades calmantes y relajantes, la lavanda se utiliza a menudo para aliviar el estrés, la ansiedad y los problemas de sueño.
- **Cardo mariano**: Utilizado en diversos sistemas de medicina tradicional, sobre todo en Europa, para favorecer la salud del hígado y tratar las enfermedades hepáticas.
- **Ginkgo Biloba**: Utilizado en la medicina tradicional china, el ginkgo es conocido por su capacidad para mejorar la función cognitiva y favorecer la circulación sanguínea.
- **Menta piperita**: Utilizada en todo el mundo para aliviar molestias digestivas, dolores de cabeza y refrescar el aliento.
- **Manzanilla**: Popular en Europa y otras partes del mundo, la manzanilla se utiliza para calmar el tracto digestivo y favorecer el sueño.

- **Caléndula**: Utilizada a menudo para tratar problemas cutáneos y heridas por sus propiedades antisépticas y cicatrizantes.
- **Valeriana**: Conocida por sus propiedades calmantes, la valeriana se utiliza a menudo para tratar los trastornos del sueño y la ansiedad.
- **Espino blanco**: Utilizado tradicionalmente en la medicina popular europea para tratar enfermedades cardiovasculares y favorecer la salud del corazón.
- **Regaliz (regaliz)**: Utilizado en la fitoterapia china y europea, es conocido por su efecto sobre los problemas gastrointestinales y como agente antiinflamatorio.
- **Milenrama**: Valorada en todo el mundo por su capacidad para curar heridas, también se utiliza para tratar problemas digestivos.
- **Albahaca santa (tulsi)**: Utilizada en la medicina ayurvédica, se considera un adaptógeno y ayuda a hacer frente al estrés.
- **Ashwagandha**: Otra hierba importante en Ayurveda, conocida por sus propiedades reductoras del estrés y fortalecedoras.
- **Té verde**: Conocido por sus propiedades antioxidantes, es apreciado en todo el mundo por sus efectos beneficiosos para la salud.
- **Saw palmetto**: Se utiliza a menudo en la medicina tradicional para tratar problemas de próstata y del tracto urinario en los hombres.

- **Garra del diablo**: Originaria de África, se utiliza a menudo para tratar el dolor y la inflamación, especialmente la artritis y el dolor de espalda.
- **Pasiflora**: Conocida por sus propiedades calmantes y ansiolíticas, se utiliza a menudo para tratar el insomnio y las afecciones nerviosas.
- **Ortiga**: Se utiliza por sus propiedades antiinflamatorias y para aliviar los síntomas de la alergia. También es rica en nutrientes y se utiliza para promover la salud en general.
- **Alcachofa**: Conocida por sus propiedades digestivas y de apoyo al hígado, se utiliza para tratar problemas digestivos y para reducir los niveles de colesterol.
- **Saúco negro**: Tradicionalmente utilizado para tratar los resfriados y la gripe, sobre todo por sus propiedades diaforéticas y antiinflamatorias.
- **Rhodiola Rosea (raíz de rosa)**: Un adaptógeno utilizado en la medicina tradicional de Siberia y Escandinavia para reducir el estrés y aumentar la resistencia mental y física.
- **Maca**: Conocida en la medicina tradicional peruana, se utiliza por sus propiedades energéticas y de regulación hormonal.
- **Neem**: Valorado en Ayurveda por sus propiedades antisépticas, antiinflamatorias y cicatrizantes, se utiliza para problemas de piel, cuidado dental y desintoxicación general.

- **Gotu Kola**: se utiliza en la medicina asiática para favorecer la cicatrización de heridas, mejorar la claridad mental y favorecer la salud de la piel.
- **Moringa**: Utilizada a menudo en la medicina tradicional africana e india por su riqueza en nutrientes y sus propiedades antioxidantes.
- **Kava kava**: Conocido en la medicina tradicional de la región del Pacífico, especialmente por sus propiedades calmantes y ansiolíticas.
- **Uña de gato (Uncaria tomentosa)**: Originaria de la región amazónica, se utiliza por sus propiedades inmunoestimulantes y antiinflamatorias.
- **Alholva**: Tradicionalmente utilizada en la medicina ayurvédica, sirve para facilitar la digestión y regular los niveles de azúcar en sangre.
- **Vara de oro**: Conocida por su uso en infecciones del tracto urinario y cálculos renales, así como por sus propiedades antiinflamatorias.
- **Marihuana (cannabis)**: Utilizada en algunos sistemas tradicionales de medicina por sus propiedades analgésicas, antiinflamatorias y sedantes. Sin embargo, su uso está restringido en muchos países debido a restricciones legales.
- **Cimicifuga racemosa**: Popular en la medicina tradicional norteamericana para aliviar los síntomas de la menopausia y los dolores menstruales.
- **Marrubio (Marrubium vulgare)**: Tradicionalmente utilizado para aliviar la tos y los trastornos respiratorios y para facilitar la digestión.

- **Celidonia**: Tradicionalmente utilizada para tratar afecciones de la piel y, en ocasiones, para aliviar problemas de vesícula biliar.
- **Raíz de angélica (Angelica)**: Utilizada en la medicina tradicional europea y asiática para aliviar las molestias digestivas y reforzar el sistema inmunitario.
- **Cinquefoil**: Tradicionalmente utilizado para tratar la diarrea, como purificador de la sangre y para curar heridas.
- **Astrágalo**: Utilizado en la medicina tradicional china para reforzar el sistema inmunitario y como adaptógeno para reducir el estrés.

Estas hierbas muestran la diversidad y complejidad de la fitoterapia y su importancia en la medicina tradicional. Se utilizan de formas diferentes en las distintas culturas, dependiendo de las tradiciones locales, las condiciones climáticas y los recursos disponibles. Es importante tener en cuenta que el uso de hierbas medicinales depende de factores tanto culturales como individuales y que el asesoramiento de profesionales es esencial, sobre todo cuando se trata de interacciones con otros medicamentos o afecciones de salud existentes.

Productos animales en la medicina tradicional

Los productos de origen animal tienen una larga tradición en la medicina tradicional y se utilizan en diversas culturas de todo el mundo. Estas prácticas, a menudo profundamente arraigadas en tradiciones históricas y culturales, utilizan diversas partes de animales -desde órganos hasta huesos y secreciones- con fines terapéuticos. El uso de productos animales en la medicina tradicional suele basarse en la creencia de que determinados animales o partes de animales tienen poderes curativos específicos que pueden ayudar a tratar y prevenir enfermedades.

He aquí algunos ejemplos del uso de productos animales en la medicina tradicional:

- **Cornamenta de ciervo**: Se utiliza en la medicina tradicional china, especialmente la cornamenta aterciopelada de los ciervos jóvenes. Se cree que favorece la salud ósea y refuerza la energía vital, el Qi.
- **Bilis de oso**: La bilis del oso negro asiático se utiliza en la medicina tradicional china. Contiene ácido ursodesoxicólico y se utiliza para tratar enfermedades hepáticas y otras dolencias.
- **Cartílago de tiburón**: A veces se utiliza en medicina alternativa con la esperanza de que pueda ayudar en el tratamiento del cáncer. Sin embargo, las pruebas científicas de este uso son limitadas.
- **Hueso de tigre**: Utilizado en algunos sistemas medicinales tradicionales asiáticos, aunque su comercio está muy restringido debido a la protección de la especie. Los huesos de tigre se han utilizado tradicionalmente para tratar la artritis y otras afecciones dolorosas.

- **Veneno de serpiente**: utilizado en algunos sistemas tradicionales de medicina para tratar el dolor y como agente antiinflamatorio.
- **Capullo de gusano de seda**: utilizado en la medicina tradicional china para tratar enfermedades respiratorias y mejorar la salud de la piel.
- **Aceite de civeta**: secreción obtenida de las glándulas de la civeta que se utiliza en la medicina tradicional de algunos países asiáticos.
- **Cuerno de rinoceronte**: antiguamente se utilizaba en la medicina tradicional china, pero ahora está estrictamente prohibido debido al crítico estado de conservación de los rinocerontes.
- **Secreción de rana**: Utilizada en algunos sistemas de medicina tradicional sudamericanos, a menudo como analgésico o para tratar quemaduras.
- **Conchas y perlas**: se utilizan en la medicina tradicional china para tratar diversas dolencias, como fortalecer los huesos y calmar la mente.
- **Cuerno de búfalo de agua**: utilizado en algunos países asiáticos, similar al cuerno de rinoceronte, aunque no hay pruebas científicas de su eficacia.
- **Bilis de buitre**: Utilizada en algunos sistemas de medicina tradicional africana, a menudo para rituales o para tratar ciertas enfermedades.
- **Caparazón de tortuga**: se utiliza en la medicina tradicional china como fuente de gelatina (gui ban), que sirve para fortalecer los huesos y mejorar la función renal.

- **Cerebro y otros órganos de animales**: Utilizados en algunos sistemas tradicionales de medicina basados en la creencia de que el consumo de ciertos órganos puede proporcionar beneficios específicos para la salud.
- **Nidos de golondrina**: utilizados en la medicina tradicional china como ingrediente de la famosa sopa de nidos de golondrina, conocida por sus propiedades beneficiosas para la salud.
- **Productos apícolas**: La miel, el propóleo, la jalea real y el veneno de abeja se utilizan en diversos sistemas de medicina tradicional por sus propiedades curativas.
- **Patas de pollo**: Consumidas en algunas culturas asiáticas como fuente de colágeno, se cree que favorecen la salud de la piel y el funcionamiento de las articulaciones.
- **Cornamenta de reno**: se utiliza de forma similar a la cornamenta de ciervo en algunas regiones septentrionales, especialmente en la medicina tradicional siberiana.
- **Aceite de pescado y aceite de hígado de bacalao**: Tradicionalmente utilizados en muchas culturas para mejorar la salud del corazón y como fuente de ácidos grasos omega-3.
- **Polvo de perla**: utilizado en la medicina tradicional china para mejorar la salud de la piel y como calmante.
- **Ámbar gris**: sustancia cerosa poco común procedente del aparato digestivo de los cachalotes que

se utiliza como remedio en la medicina tradicional de algunas culturas.

- **Cocodrilo**: Aceite extraído de la piel del cocodrilo, que se utiliza en algunas culturas africanas y asiáticas por sus supuestas propiedades cicatrizantes y antibacterianas.
- **Plumas de ave**: Utilizadas en algunas culturas indígenas para rituales y ceremonias de curación, a menudo en la creencia de sus poderes espirituales.
- **Piel y escamas de serpiente**: Utilizadas en algunos sistemas tradicionales de medicina, especialmente en la medicina asiática, a menudo en polvo.
- **Escamas de pescado**: Utilizadas en algunos sistemas tradicionales de medicina para tratar ciertas enfermedades de la piel.
- **Marfil**: Antiguamente utilizado en medicina tradicional, sobre todo en Asia, el comercio de marfil está ahora muy restringido y prohibido debido a las leyes internacionales de protección de especies.
- **Conchas de mejillón y ostra**: Utilizadas en la medicina tradicional china, a menudo en polvo, para tratar diversas dolencias.
- **Ancas de rana**: Utilizadas en algunas culturas como remedio tradicional, sobre todo para aliviar dolores y molestias.
- **Aceite de hígado de tiburón**: Contiene escualeno y se utiliza en algunos sistemas de medicina

tradicional para favorecer la salud de la piel y reforzar el sistema inmunitario.

- **Leche y orina de caballo**: utilizadas en algunos sistemas de medicina tradicional, especialmente en partes de Asia Central, por sus supuestos beneficios para la salud.
- **Huevos de gallina**: En algunas culturas, los huevos de gallina se valoran por sus nutrientes y su supuesta capacidad para aumentar la salud y la vitalidad.
- **Lana y grasa de oveja (lanolina)**: Utilizada en algunos sistemas de medicina tradicional por sus propiedades acondicionadoras de la piel.
- **Vejigas de pescado**: Utilizadas en la medicina tradicional china para tratar la hinchazón y mejorar la función renal.
- **Orina de camello**: Tradicionalmente apreciada en algunas partes del mundo árabe por sus supuestas propiedades medicinales.
- **Topo**: en algunos sistemas medicinales tradicionales europeos, partes del topo se utilizaban antiguamente con diversos fines medicinales.
- **Productos a base de lombrices e insectos**: Ciertos gusanos e insectos se utilizan en algunos sistemas tradicionales de medicina, a menudo en forma seca y en polvo.
- **Aceite de hígado de bacalao procedente de diversos pescados**: Utilizado tradicionalmente por su riqueza en ácidos grasos omega-3 y vitamina

D para fortalecer los huesos y mejorar la salud en general.

- **Huesos de animales y médula ósea**: utilizados en algunos sistemas tradicionales de medicina para elaborar caldos y otros remedios que ayudan a fortalecer el organismo y favorecen la curación.
- **Sanguijuelas**: utilizadas en medicina tradicional con fines terapéuticos, especialmente en la terapia con sanguijuelas para mejorar la circulación sanguínea y tratar inflamaciones.
- **Estrellas de mar y erizos de mar**: utilizados en algunos sistemas médicos asiáticos, a menudo en forma seca, para tratar diversas dolencias.

Estos ejemplos ilustran la diversidad y el arraigo cultural del uso de productos animales en la medicina tradicional. Es esencial tener en cuenta las consideraciones éticas y la protección de la fauna salvaje. Muchas de estas prácticas se están reconsiderando en el mundo moderno debido a la preocupación por la conservación de las especies, la sostenibilidad y la validez científica, y se están sustituyendo por métodos alternativos.

Con los avances de la ciencia médica y una mejor comprensión de las enfermedades y sus opciones de tratamiento, ha disminuido la dependencia de los métodos curativos tradicionales. Al mismo tiempo, ha aumentado la concienciación sobre el bienestar animal y las cuestiones éticas. Muchas prácticas tradicionales con órganos o productos animales han sido criticadas por crueles o poco éticas. Esto ha llevado a muchas personas a rechazar estos métodos y recurrir a alternativas más respetuosas con los animales. A esto se añade la protección de las especies en peligro, que está estrictamente regulada por leyes y acuerdos internacionales para limitar la explotación y el comercio de determinados productos animales.

El comercio de ciertos productos animales, sobre todo los derivados de especies amenazadas, puede contribuir al comercio ilegal de fauna salvaje y amenazar la biodiversidad. Además, la eficacia y seguridad de muchos de estos productos animales tradicionales no siempre está demostrada científicamente, lo que suscita preocupación sobre su uso en la medicina moderna.

Minerales y tierras en la medicina tradicional

Los minerales y las tierras han desempeñado un papel importante en la medicina tradicional de diversas culturas durante miles de años. Estos recursos naturales se utilizan para diversos fines sanitarios gracias a sus propiedades curativas. Los usos van desde la aplicación directa sobre la piel hasta la ingestión, y cada cultura ha desarrollado tradiciones y creencias específicas sobre los poderes curativos de determinados minerales y tierras.

El uso de minerales y tierras en la medicina tradicional tiene una larga historia y forma parte integrante de muchos sistemas curativos de todo el mundo. Estas prácticas se basan en la creencia de que ciertos minerales tienen propiedades curativas específicas y pueden ayudar a tratar diversas dolencias. He aquí algunos ejemplos:

- **Arcilla y tierra curativa**: Se utilizan tradicionalmente para desintoxicar y limpiar el organismo. También pueden utilizarse externamente para tratar afecciones cutáneas y favorecer la cicatrización de heridas.
- **Sal**: la sal del Himalaya o la sal marina, en particular, se utilizan en diversas culturas para la limpieza, para mejorar la salud de la piel y para la relajación (por ejemplo, en baños de sal).
- **Azufre**: Conocido en la medicina tradicional por sus propiedades antibacterianas y antiinflamatorias. El azufre se utiliza a menudo en el cuidado de la piel, especialmente para el tratamiento del acné y otras afecciones cutáneas.
- **Bentonita**: Tipo de arcilla utilizada para desintoxicar y facilitar la digestión. La bentonita puede aglutinar sustancias nocivas y suele utilizarse en forma de bebidas o como parte de curas depurativas.
- **Magnesio**: Valorado por sus propiedades relajantes y descontracturantes. Los baños o suplementos de magnesio pueden utilizarse para aliviar los calambres musculares y mejorar el sueño.
- **Cuarzo**: Utilizado como piedra curativa en diversas culturas. El cuarzo se utiliza a menudo en

trabajos energéticos y para favorecer la curación emocional.

- **Zeolita**: Un mineral natural que se utiliza para la desintoxicación y para apoyar el sistema inmunológico. Se cree que es capaz de unir metales pesados y toxinas del cuerpo.
- **Oro**: se utiliza en la medicina tradicional china y ayurvédica. Se considera que el oro tiene propiedades antiinflamatorias y revitalizantes, y a veces se utiliza en cantidades muy pequeñas en medicamentos y productos para el cuidado de la piel.
- **Plata**: La plata coloidal, en particular, es apreciada por sus propiedades antibacterianas y se utiliza en la medicina alternativa para tratar infecciones.
- **Cobre**: Utilizado en la medicina tradicional, a menudo en forma de pulseras, para aliviar los síntomas de la artritis y la inflamación.
- **Óxido de hierro**: A veces se utiliza en la medicina tradicional para tratar la carencia de hierro, a menudo en forma de suplementos naturales o ingiriendo tierras ricas en hierro.
- **Yeso (sulfato de calcio)**: Utilizado en la medicina tradicional china como tratamiento de enfermedades cutáneas y para aliviar el dolor.
- **Jade**: Valorado en algunas culturas asiáticas por sus supuestas propiedades curativas, especialmente para favorecer la curación y la relajación.

- **Selenita**: Mineral utilizado en medicina alternativa por sus propiedades depurativas y para favorecer la claridad mental.
- **Lapislázuli**: mineral utilizado en la medicina tradicional por sus reputadas propiedades curativas, en particular para reforzar el sistema inmunitario y mejorar la salud emocional.
- **Turmalina**: popular en la medicina alternativa por sus propiedades ionizantes y energizantes, se utiliza a menudo en joyería o como parte de conjuntos de piedras curativas.
- **Obsidiana**: Utilizada en algunos sistemas tradicionales de medicina como piedra protectora y para favorecer la curación emocional.
- **Extracto de té verde (rico en minerales)**: Utilizado en la medicina tradicional china por sus propiedades antioxidantes y para la promoción de la salud en general.
- **Azurita**: Mineral utilizado en la medicina alternativa por su supuesta capacidad para favorecer la claridad mental y reducir el estrés.
- **Piedra caliza (carbonato cálcico)**: Utilizada en algunos sistemas tradicionales de medicina para tratar problemas gastrointestinales y como fuente de calcio.
- **Talco**: utilizado históricamente en la medicina tradicional por su capacidad para absorber la humedad y calmar las irritaciones cutáneas.
- **Piedras de basalto**: suelen utilizarse en terapias de calor, como los masajes con piedras calientes,

para reducir la tensión muscular y favorecer la relajación.

- **Ocre rojo (óxido de hierro)**: Utilizado en algunas culturas indígenas con fines ceremoniales y curativos, a menudo en relación con rituales espirituales.
- **Magnetita**: Utilizada en medicina alternativa por sus supuestas propiedades curativas magnéticas, a menudo en pulseras magnéticas u otras joyas.
- **Caolín**: arcilla blanca utilizada tradicionalmente para tratar la diarrea y las afecciones gastrointestinales, así como para el cuidado de la piel.
- **Amatista**: Utilizada en medicina alternativa como piedra curativa para favorecer la relajación y aliviar el estrés.
- **Mármol**: Utilizado ocasionalmente en la medicina tradicional china en forma molida por sus propiedades refrescantes.
- **Sal del Himalaya**: además de utilizarse en baños, también se emplea en lámparas de sal, que se cree que mejoran la calidad del aire y ayudan a relajarse.
- **Pirita**: Considerada piedra de la buena suerte y la prosperidad en algunos sistemas tradicionales de medicina, aunque no se le conocen aplicaciones medicinales directas.
- **Barita**: Históricamente se ha utilizado en la medicina tradicional para tratar ciertos trastornos digestivos, aunque hoy en día su uso es poco frecuente por motivos de seguridad.

Estos ejemplos ilustran que los minerales y las tierras se utilizan de muchas formas diferentes y con distintos fines en la medicina tradicional.

Los minerales y las tierras se siguen utilizando de diversas formas en la medicina moderna y tradicional. En la medicina moderna, son esenciales como suplementos dietéticos para compensar carencias minerales y promover la salud general. Minerales como el hierro, el calcio y el magnesio son especialmente importantes en este caso. También desempeñan un papel en la obtención de imágenes médicas, por ejemplo en radiología, como el sulfato de bario como agente de contraste.

En odontología, los minerales se utilizan en empastes y coronas, y los fluoruros se emplean para fortalecer el esmalte dental y prevenir la caries. En dermatología, los minerales pueden encontrarse en productos para el tratamiento de afecciones cutáneas como el acné y el eccema, ya que tienen propiedades terapéuticas.

Sistemas curativos tradicionales como el Ayurveda o la Medicina Tradicional China también siguen basándose específicamente en minerales y tierras, a menudo en combinación con hierbas y otros ingredientes naturales, para tratar diversas dolencias. Su uso en estos contextos suele basarse en prácticas históricas y culturales, aunque las pruebas científicas de su eficacia pueden variar.

En cirugía, algunos minerales como el titanio se utilizan en implantes quirúrgicos y dispositivos médicos debido a sus propiedades biocompatibles. El uso de minerales en medicina está sujeto a normas estrictas, sobre todo en la medicina moderna, para garantizar su seguridad y eficacia. En la medicina tradicional, estas normas pueden variar según el país y la cultura, y no todos los usos tradicionales están científicamente probados o reconocidos como seguros.

Aplicaciones y problemas actuales

Integración en la medicina moderna

La integración de la medicina tradicional en la medicina moderna es un proceso que implica tanto el reconocimiento de los métodos curativos tradicionales como su revisión científica y su adaptación a las normas médicas contemporáneas. Este proceso requiere la colaboración entre investigadores, profesionales médicos y practicantes de la medicina tradicional. Mientras los investigadores se centran en la validación científica y la exploración de los remedios tradicionales, los profesionales de la medicina necesitan recibir formación sobre los principios y prácticas de la medicina tradicional para poder comprenderlos mejor y aplicarlos con conocimiento de causa.

La regulación y normalización de los medicamentos a base de plantas y otras formas de medicina tradicional también es crucial para garantizar su seguridad y eficacia. En este contexto, la garantía de calidad desempeña un papel esencial. La certificación de los profesionales y la elaboración de directrices para la medicina tradicional también contribuyen a garantizar la integridad y eficacia de estos métodos curativos.

La colaboración entre médicos modernos y tradicionales y médicos alternativos es esencial para el éxito de la integración. Fomenta una comprensión global de la salud y amplía las opciones de tratamiento para los pacientes.

Un enfoque centrado en el paciente que tenga en cuenta las preferencias individuales y los antecedentes culturales puede mejorar la retención y la satisfacción de los pacientes. El respeto y la valoración de las diferencias étnicas y culturales son fundamentales en este proceso.

Por último, la integración de la medicina tradicional en la atención sanitaria pública puede suponer una contribución significativa. El desarrollo de programas y estrategias que incorporen métodos curativos tradicionales puede aumentar la eficacia de la promoción de la salud y la prevención de enfermedades. Esta integración tiende un puente entre los conocimientos tradicionales y la investigación científica y puede hacer que la asistencia sanitaria sea más completa, integradora y eficaz. Es importante adoptar un enfoque equilibrado que aproveche los puntos fuertes de ambos sistemas, insistiendo al mismo tiempo en la seguridad del paciente y la práctica basada en pruebas.

Sostenibilidad de los remedios

La sostenibilidad y el abastecimiento ético de los remedios son de gran importancia en el mundo actual, ya que no sólo afectan al medio ambiente, sino que también tienen un impacto social y económico. El abastecimiento sostenible de remedios consiste en utilizar y gestionar los recursos de forma que se preserven para las generaciones futuras, mientras que el abastecimiento ético garantiza que las comunidades implicadas en la producción de estos remedios reciban un trato justo.

En términos de sostenibilidad, la atención se centra en la recolección o el cultivo de plantas y otros recursos naturales utilizados para la producción de productos medicinales de una manera que no ponga en peligro la disponibilidad a largo plazo de estos recursos. La recolección excesiva o no regulada de plantas y hierbas silvestres puede provocar la reducción o incluso la extinción de determinadas especies. Para evitarlo, se utilizan métodos de cultivo y prácticas de recolección sostenibles que garantizan la regeneración de las plantas y protegen la biodiversidad. Por ejemplo, se fomenta el uso de técnicas como la agricultura rotativa o métodos de recolección sostenibles.

Las personas están en el centro del abastecimiento ético de remedios. Se trata de garantizar que las comunidades que poseen conocimientos tradicionales sobre plantas y métodos medicinales, o que los cultivan y recolectan, reciban un trato justo. Esto incluye unas condiciones de trabajo justas, una remuneración adecuada y el respeto de los derechos culturales y los conocimientos tradicionales. Un aspecto clave es evitar la biopiratería, es decir, la práctica de utilizar los conocimientos y recursos de las comunidades indígenas y locales sin el debido reconocimiento o compensación.

El cumplimiento de las normas y certificaciones internacionales desempeña un papel importante en la promoción tanto de la sostenibilidad como del abastecimiento ético. Organizaciones como Fair Wild Standard o Forest Stewardship Council (FSC) proporcionan directrices y certificaciones que ayudan a los productores a aplicar prácticas sostenibles. Además, implicar a las comunidades locales en el proceso de recolección y procesamiento de los remedios no sólo fomenta el desarrollo económico de estas comunidades, sino que también ayuda a preservar y honrar sus conocimientos tradicionales.

En general, el abastecimiento sostenible y ético de remedios requiere una interacción equilibrada entre la protección del medio ambiente, el comercio justo y el respeto de los conocimientos tradicionales. Contribuye a la conservación de los recursos naturales, apoya los medios de subsistencia de las comunidades locales y garantiza la disponibilidad de remedios para las generaciones futuras.

Aspectos jurídicos y reglamentarios

Los aspectos legales y reglamentarios de la medicina tradicional varían mucho según el país y la región. Estas legislaciones y normativas son cruciales para garantizar la seguridad y eficacia de los remedios, al tiempo que refuerzan la protección del consumidor. Abarcan diversos ámbitos, como la autorización, producción, comercialización y uso de remedios tradicionales, así como la certificación y regulación de los profesionales.

Un aspecto clave es la autorización y regulación de las plantas medicinales y los productos naturales. En muchos países, estos productos están sujetos a estrictos controles, similares a los de los productos farmacéuticos modernos. Esto incluye pruebas de seguridad, calidad y eficacia. Algunos países tienen normas específicas para los medicamentos tradicionales y alternativos, mientras que otros los incluyen en la legislación farmacéutica general. El reto reside a menudo en la normalización y evaluación de productos que se basan en una larga tradición y no siempre cumplen los criterios científicos de la medicina moderna.

La regulación de la práctica de la medicina tradicional también es un ámbito importante. En algunos países, los médicos y terapeutas alternativos deben obtener una licencia y cumplir requisitos específicos de formación y examen. En otras regiones, apenas existen normativas formales para estas profesiones. La regulación pretende garantizar la calidad de la asistencia y proteger a los pacientes de los profesionales no cualificados.

El etiquetado y la publicidad de los medicamentos tradicionales también están sujetos a normas legales. Estas normas tienen por objeto garantizar que los consumidores reciban información clara, precisa y no engañosa sobre los productos. Esto incluye información sobre ingredientes, uso recomendado, posibles efectos secundarios y contraindicaciones.

La normativa y los convenios comerciales internacionales también desempeñan un papel, sobre todo en lo que respecta a la protección de la propiedad intelectual, el acceso a los recursos genéticos y la compensación justa por los conocimientos tradicionales. Convenios como el Protocolo de Nagoya regulan el acceso a los recursos genéticos y el reparto justo y equitativo de los beneficios y pretenden evitar la biopiratería.

La autorización de medicamentos tradicionales en el mundo actual se enfrenta a varios retos, derivados principalmente de las diferencias entre los métodos curativos tradicionales y las normas científicas modernas. Un problema clave en el proceso de autorización es la falta de pruebas científicas de la eficacia de muchos medicamentos tradicionales. La medicina moderna exige ensayos clínicos rigurosos para demostrar su seguridad y eficacia, mientras que muchos remedios tradicionales se basan en pruebas históricas o anecdóticas.

La seguridad también es una cuestión importante, ya que los medicamentos tradicionales pueden tener efectos secundarios desconocidos o impredecibles, sobre todo en combinación con medicamentos modernos. La variabilidad en la composición, dosificación y pureza de estos remedios complica la evaluación de la seguridad.

Otro obstáculo es la falta de normalización y garantía de calidad en la producción de medicinas tradicionales. Los productos farmacéuticos modernos se basan en la coherencia y en procesos de producción normalizados, lo que a menudo es difícil de conseguir con los remedios tradicionales. Además, existen obstáculos normativos complejos y variables en todo el mundo, que pueden suponer un gran reto para los fabricantes de remedios tradicionales.

Además, la evaluación e integración de las medicinas tradicionales en el sistema sanitario moderno plantea cuestiones culturales y éticas. Éstas van desde la preocupación por la aceptabilidad ética de determinadas prácticas o ingredientes hasta la inquietud por la preservación de las tradiciones de conocimientos autóctonos y su explotación comercial.

Para superar estos retos, se está intentando encontrar un enfoque equilibrado que tenga en cuenta tanto el escrutinio científico como el respeto por los métodos curativos tradicionales y el patrimonio cultural. Esto requiere a menudo una adaptación del marco normativo y una mayor atención a la investigación y el desarrollo en el campo de la medicina tradicional.

En general, el marco regulador de la medicina tradicional requiere un cuidadoso equilibrio. Por un lado, hay que garantizar la seguridad y la calidad y, por otro, es importante respetar y preservar la diversidad y especificidad de los métodos curativos tradicionales. Por tanto, el planteamiento jurídico y regulador debe ser lo suficientemente flexible como para reconocer el carácter especial y la importancia cultural de la medicina tradicional, manteniendo al mismo tiempo las normas modernas de salud y seguridad.

Aplicaciones modernas de la medicina tradicional

La aplicación moderna de la medicina tradicional es un campo que abarca desde la integración de los métodos curativos tradicionales en los sistemas sanitarios contemporáneos hasta la investigación científica y la validación de prácticas curativas ancestrales. Hoy en día, la medicina tradicional ya no se considera una reliquia histórica, sino un valioso recurso que puede ofrecer nuevas perspectivas y tratamientos para la medicina moderna.

En muchas partes del mundo, los profesionales de la salud y los investigadores reconocen la importancia de la medicina tradicional e intentan integrar los métodos curativos tradicionales en la práctica médica moderna. Para ello, suelen trabajar con los curanderos tradicionales para conocer mejor sus métodos y encontrar formas de incorporarlos de forma segura y eficaz a la atención sanitaria general. Un ejemplo de ello es la incorporación de la acupuntura, un método curativo tradicional chino, a la medicina occidental, que ahora se reconoce en muchos países como un tratamiento aceptable y eficaz para diversas dolencias.

La investigación farmacéutica también desempeña un papel importante en la aplicación moderna de la medicina tradicional. Muchos de los medicamentos que se utilizan hoy en día tienen sus raíces en la medicina tradicional. Los investigadores investigan activamente plantas, hierbas y otros recursos naturales utilizados en la medicina tradicional en busca de posibles agentes terapéuticos. Un ejemplo clásico es el descubrimiento de la aspirina, derivada originalmente de la corteza del sauce, un remedio tradicional para el dolor y la fiebre.

Además, hay un creciente interés por la medicina tradicional como parte de un enfoque holístico de la promoción y prevención de la salud. Prácticas como el yoga, la meditación y diversas formas de fitoterapia son cada vez más populares para reducir el estrés, mejorar el bienestar general y prevenir enfermedades. Estos métodos se utilizan a menudo como terapias complementarias a los tratamientos médicos convencionales.

Otro aspecto moderno de la medicina tradicional es el creciente énfasis en la sostenibilidad y el abastecimiento ético. En un momento en que la conservación de la biodiversidad y las prácticas sostenibles cobran cada vez más importancia, el uso responsable y la preservación de los remedios tradicionales pasan a un primer plano.

A pesar de esta integración en la medicina moderna, siguen existiendo retos. Entre ellos figuran la normalización y la garantía de calidad de los medicamentos, la validación científica de su eficacia y seguridad, así como cuestiones éticas y jurídicas, sobre todo en relación con la protección de los conocimientos indígenas.

En general, la aplicación moderna de la medicina tradicional muestra el potencial de tender puentes entre los conocimientos ancestrales y la ciencia contemporánea para desarrollar enfoques innovadores y holísticos de la salud y la curación. Es crucial adoptar un enfoque equilibrado que respete e integre lo mejor de ambos mundos para mejorar y ampliar la asistencia sanitaria.

Ejemplos

La aplicación moderna de las prácticas médicas tradicionales ha cobrado cada vez más importancia en todo el mundo, especialmente en el contexto de los enfoques de la medicina integradora y complementaria. He aquí algunos ejemplos de cómo se utiliza la medicina tradicional en la práctica sanitaria moderna:

- **Acupuntura**: Originaria de la medicina tradicional china, la acupuntura se utiliza actualmente en todo el mundo. Suele utilizarse para aliviar el dolor y tratar diversos problemas crónicos de salud como la artritis, las migrañas y para reducir el estrés.

- **Ayurveda**: este arte curativo tradicional de la India se ha abierto camino en la industria moderna del bienestar y la salud. Prácticas ayurvédicas como el asesoramiento nutricional, los remedios herbales y el yoga se utilizan para promover el bienestar general y tratar problemas de salud específicos.

- **Medicina herbal**: El uso de hierbas medicinales es un elemento central de muchos sistemas tradicionales de medicina. En la medicina moderna, los extractos y suplementos de hierbas se utilizan a menudo como alternativas naturales o complementos de los medicamentos convencionales.

- **Yoga y meditación**: originarios de la tradición india, el yoga y la meditación son ahora populares en todo el mundo y se utilizan para reducir el estrés, mejorar la flexibilidad, fortalecer el cuerpo y favorecer la claridad mental.

- **Aromaterapia**: el uso de aceites esenciales extraídos de plantas es un método curativo tradicional que se utiliza en la medicina moderna como medio para mejorar el bienestar emocional y aliviar los síntomas del estrés.
- **Qi Gong y Tai Chi**: estas prácticas tradicionales chinas, que combinan movimiento, respiración y meditación, se utilizan a menudo hoy en día para mejorar el equilibrio, la flexibilidad y la salud en general.
- **Terapia de ventosas**: método curativo tradicional cuyo objetivo es mejorar la circulación y aliviar el dolor mediante la aplicación de ventosas en puntos específicos del cuerpo. Se utiliza en la medicina alternativa moderna para diversas dolencias.
- **Terapias manuales**: Incluyen técnicas tradicionales de masaje, quiropráctica y osteopatía, que se utilizan en la medicina moderna para tratar problemas musculares y óseos, así como para relajar y mejorar el bienestar general.
- **Métodos curativos naturales**: En la medicina moderna, los métodos curativos naturales como el ayuno, la hidroterapia y la fototerapia se reconocen cada vez más como parte de un enfoque holístico de la salud.
- **Medicina integrativa**: Este enfoque médico moderno combina métodos curativos tradicionales

con prácticas médicas convencionales para ofrecer un tratamiento más completo que tenga en cuenta tanto el cuerpo como la mente.

- **Homeopatía**: aunque controvertida y a menudo criticada científicamente, la homeopatía, que se basa en el principio de "lo similar se cura con lo similar", se practica en muchos países como forma complementaria de terapia.
- **Moxibustión**: práctica médica tradicional china en la que se quema artemisa seca para calentar puntos específicos del cuerpo. Este método se utiliza a menudo en combinación con la acupuntura para tratar el dolor y mejorar la circulación.
- **Reflexología**: Basado en la idea de que ciertos puntos de las manos y los pies están conectados con otras partes del cuerpo, este método se utiliza para relajar y favorecer la salud de determinados órganos.
- **Medicina tradicional china a base de plantas**: a menudo se utiliza en la medicina moderna como complemento de los tratamientos occidentales para tratar diversas dolencias, desde problemas digestivos hasta dolores crónicos.
- **Terapia floral de Bach**: método desarrollado por Edward Bach que implica el uso de esencias florales para la curación emocional. Se utiliza en la medicina alternativa moderna para mejorar el equilibrio emocional.
- **Reiki**: Técnica japonesa de curación energética utilizada para relajarse y reducir el estrés, así

como para promover la curación física y emocional.

- **Asesoramiento ayurvédico sobre dieta y estilo de vida**: En la medicina integrativa moderna, los principios ayurvédicos sobre dieta y estilo de vida se utilizan a menudo para mejorar la salud general y tratar problemas de salud específicos.

- **Shiatsu**: técnica de masaje japonesa que utiliza puntos de presión y meridianos del cuerpo para aliviar tensiones y fomentar el bienestar.

- **Terapia de ventosas**: esta terapia, en la que se crea una presión negativa mediante ventosas sobre la piel, se utiliza en modernos centros de fisioterapia y bienestar para favorecer la circulación sanguínea y aliviar la tensión muscular.

- **Musicoterapia y sonoterapia**: el uso de la música y el sonido para mejorar el bienestar emocional y psicológico, una práctica arraigada en muchas culturas tradicionales, también se utiliza en la práctica terapéutica moderna.

- **Masaje Tuina**: Una forma de trabajo corporal chino que utiliza técnicas manuales y acupresión para regular el flujo de Qi (energía vital) en el cuerpo y aliviar la tensión muscular.

- **Terapia Kneipp**: Basada en las enseñanzas de Sebastian Kneipp, esta terapia, que incluye tratamientos con agua, hierbas, ejercicio y nutrición, se utiliza para mejorar la salud general y prevenir enfermedades.

- **Dietética china**: el uso de alimentos y hierbas según los principios tradicionales chinos para el tratamiento y la prevención de enfermedades también se utiliza en el asesoramiento nutricional moderno.

- **Gua Sha**: práctica curativa tradicional china en la que se trata la piel con un instrumento de raspado para favorecer la circulación sanguínea y reducir la inflamación. Se utiliza en la fisioterapia moderna y en el sector del bienestar.

- **Medicina tibetana**: algunos elementos de la medicina tibetana tradicional, como las técnicas de meditación y los tratamientos a base de hierbas, se utilizan en la medicina integrativa moderna para reducir el estrés y tratar enfermedades crónicas.

- **Hidroterapia naturopática**: El uso del agua en diversas formas y temperaturas para tratar diferentes afecciones de salud, una práctica basada en los principios de la hidroterapia.

- **Baños de hierbas**: el uso de suplementos de hierbas en los baños, una práctica tradicional en muchas culturas, se utiliza en el bienestar y la fisioterapia modernos para relajarse y tratar problemas cutáneos y dolencias musculares.

- **Acupuntura de la oreja**: forma especializada de acupuntura que se centra en la oreja y se utiliza en la medicina moderna para tratar el dolor y ayudar a dejar de fumar o perder peso.

- **medicina tradicional africana**: algunos elementos, como el uso de ciertos extractos de plantas, se estudian en la investigación farmacéutica moderna y se utilizan para el desarrollo de nuevos medicamentos.
- **Feng Shui**: aunque se conoce principalmente como un principio arquitectónico, el Feng Shui se utiliza a veces en el diseño moderno de interiores y del medio ambiente para crear un entorno armonioso y saludable.

Estos ejemplos demuestran que la aplicación moderna de la medicina tradicional es muy diversa y abarca desde métodos de tratamiento físico hasta planteamientos dietéticos y diseño ambiental. La integración de estas prácticas tradicionales en la medicina moderna suele hacerse con el objetivo de proporcionar una asistencia sanitaria holística que aborde tanto los aspectos físicos como psicológicos de la salud. Como ocurre con todos los tratamientos médicos, es importante que estas prácticas se lleven a cabo bajo supervisión profesional y de acuerdo con los conocimientos y normas científicas.

Problemas modernos de la medicina tradicional

La aplicación moderna de la medicina tradicional se enfrenta a diversos retos derivados de la tensión entre los métodos curativos tradicionales y la práctica médica moderna, las cuestiones éticas y la necesidad de validación científica. Estos retos son cruciales para la integración de la medicina tradicional en el sistema sanitario y para su aceptación en la sociedad actual.

Uno de los mayores retos es la validación y normalización científicas de los métodos y remedios de la medicina tradicional. Muchos remedios y prácticas tradicionales se basan en pruebas anecdóticas y tradiciones centenarias cuya eficacia y seguridad deben verificarse en ensayos clínicos para integrarlos en la medicina moderna. Esto requiere una investigación exhaustiva y a menudo puede resultar difícil debido a la complejidad de los ingredientes naturales y la composición variable de las recetas tradicionales.

Otro problema es la conservación de los conocimientos tradicionales. Muchas prácticas médicas tradicionales se transmiten oralmente y están profundamente arraigadas en las culturas y comunidades locales. Con la globalización y la pérdida de las culturas indígenas, existe el riesgo de que se pierdan estos valiosos conocimientos. Al mismo tiempo, se plantea el reto de cómo utilizar estos conocimientos de forma ética y respetuosa, especialmente en lo que respecta a los derechos de los pueblos indígenas y las comunidades locales.

La garantía y el control de la calidad es otra cuestión importante. Muchos productos de la medicina tradicional se producen sin procesos de fabricación normalizados ni controles de calidad. Esto puede dar lugar a incoherencias en la eficacia y la seguridad. También preocupa la contaminación o el etiquetado incorrecto, que pueden poner en peligro la seguridad del paciente.

La integración en el sistema sanitario existente también es un reto. El objetivo es tender un puente entre los curanderos tradicionales y los profesionales médicos modernos para garantizar una atención holística y coordinada. La sensibilidad cultural y la comprensión de los distintos enfoques desempeñan aquí un papel decisivo.

El uso sostenible de los recursos es también una preocupación creciente. Muchas plantas y otros recursos naturales utilizados en la medicina tradicional están amenazados o se recolectan en exceso. Es importante promover prácticas sostenibles para garantizar la biodiversidad y la disponibilidad a largo plazo de estos recursos.

En resumen, los retos de la medicina tradicional moderna exigen un planteamiento equilibrado que respete la ciencia y la tradición, promueva prácticas éticas y sostenibles y aspire a integrar los mejores elementos de la medicina tradicional en la práctica médica moderna. Sólo con este enfoque integrador podrá la medicina tradicional desarrollar todo su potencial y contribuir a la mejora de la asistencia sanitaria mundial.

Guía práctica para tratar con la medicina tradicional

Cómo utilizar remedios caseros de forma segura y eficaz

El uso seguro y eficaz de los remedios populares requiere una comprensión equilibrada de sus usos tradicionales, efectos potenciales y limitaciones. Es importante recordar que, aunque muchos remedios caseros pueden ser útiles, no sustituyen necesariamente al tratamiento médico profesional. A continuación se ofrecen algunas pautas para utilizar los remedios populares de forma segura y eficaz:

Infórmate bien: antes de utilizar un remedio popular, investiga detalladamente sus usos tradicionales, sus posibles efectos y sus riesgos conocidos. Para ello son muy importantes fuentes fiables, como estudios científicos, libros especializados o consejos de expertos en medicina tradicional.

Consulte a un profesional sanitario: Es esencial consultar a un médico o profesional sanitario cualificado antes de utilizar un remedio popular. Esto es especialmente importante si ya estás tomando medicación o padeces enfermedades crónicas, ya que pueden producirse interacciones o efectos secundarios no deseados.

Empieza con precaución: Cuando empieces a tomar un remedio nuevo, empieza siempre con una dosis pequeña para ver cómo reacciona tu cuerpo. Presta mucha atención a posibles efectos secundarios o reacciones alérgicas.

Preste atención a la calidad y el origen: Compre remedios de fuentes fiables. Asegúrese de que los productos sean de alta calidad y no contengan impurezas nocivas. En el caso de las hierbas y plantas, también es importante saber cómo se han cultivado y cosechado.

Sea crítico con las afirmaciones exageradas: Sé escéptico con los remedios que se anuncian como curas milagrosas o curas para una amplia gama de afecciones no relacionadas. Los remedios caseros pueden ayudar, pero no son una panacea.

Comprender las limitaciones: Los remedios caseros pueden ser útiles para dolencias leves, pero para afecciones graves o potencialmente mortales, es importante buscar ayuda médica profesional. Nunca deben utilizarse como sustitutos de un tratamiento médico urgente.

Tener en cuenta los aspectos culturales: Muchos remedios populares están profundamente arraigados en tradiciones culturales específicas. Es importante respetar estos aspectos y comprender cómo pueden influir en el uso y los efectos de los remedios.

Documenta tus experiencias: Lleva un diario de tus experiencias con remedios populares. Anota qué has tomado, en qué dosis y cómo ha reaccionado tu cuerpo.

Esto puede ser útil para evaluar la eficacia y proporcionar información útil en futuras consultas con su médico.

Tenga en cuenta el estilo de vida y la dieta: Los remedios caseros suelen formar parte de un enfoque holístico de la salud. Asegúrate de llevar una dieta equilibrada, hacer suficiente ejercicio y controlar el estrés para favorecer la eficacia de los remedios.

Si sigue estos pasos, podrá aprovechar los beneficios de los remedios populares sin poner en peligro su salud. Siempre es importante encontrar un equilibrio entre los métodos curativos tradicionales y la atención médica moderna.

Interacciones con medicamentos modernos

La interacción de los remedios populares con los medicamentos modernos es un aspecto crítico que requiere especial atención. Muchas sustancias naturales de los remedios populares pueden interactuar con medicamentos de venta con o sin receta, lo que puede provocar efectos adversos. Estas interacciones pueden aumentar o disminuir la eficacia de los medicamentos, aumentar los efectos secundarios o incluso causar nuevos problemas de salud.

La comprensión básica de las posibles interacciones y el conocimiento de los riesgos son cruciales para garantizar que tanto los remedios populares como los medicamentos modernos puedan utilizarse de forma eficaz y segura. Existen varios mecanismos por los que pueden producirse estas interacciones:

Interacciones farmacocinéticas: Se producen cuando un remedio popular afecta a la forma en que el organismo absorbe, distribuye, metaboliza o excreta un fármaco. Por ejemplo, algunas enzimas vegetales del hígado pueden inducir o inhibir las enzimas responsables de la descomposición de muchos fármacos. Esto puede hacer que los fármacos se metabolicen más rápida o lentamente de lo esperado, afectando a su eficacia y seguridad.

Interacciones farmacodinámicas: Este tipo de interacción se produce cuando un remedio popular y un medicamento tienen efectos similares u opuestos en el organismo. Cuando tienen efectos similares, esto puede conducir a un efecto potenciado, como una mayor tendencia a sangrar cuando se combinan medicamentos anticoagulantes con hierbas que también tienen propiedades anticoagulantes. Los efectos opuestos pueden reducir la eficacia de un medicamento.

Interacciones directas: En algunos casos, los ingredientes de los remedios populares pueden reaccionar directamente con ciertos medicamentos y alterar su estructura o función. Estas interacciones químicas directas son menos frecuentes, pero pueden tener consecuencias graves.

Para minimizar los riesgos de estas interacciones, es importante observar los siguientes pasos:

Informe a sus médicos y farmacéuticos: Informe a todos los profesionales sanitarios de los remedios caseros que está utilizando. Esto es crucial para evitar interacciones y garantizar un tratamiento seguro.

Cuidado con la automedicación: Evite automedicarse con remedios populares, sobre todo si ya está tomando medicación. Consulte siempre a un profesional sanitario cualificado.

Control y evaluación: Si está tomando al mismo tiempo remedios populares y medicamentos modernos, esté atento a los signos de reacciones inusuales e informe inmediatamente a un médico si se produce alguna.

Información actualizada sobre tus medicamentos y remedios: Lleva una lista actualizada de tus medicamentos y remedios populares, con dosis y horarios. Esto puede ser un salvavidas en situaciones de emergencia.

Tenga especial cuidado si está tomando medicamentos con alto riesgo de interacciones peligrosas, como anticoagulantes, medicamentos para controlar la diabetes o medicamentos para el corazón.

Prestar atención a estas directrices puede ayudar a garantizar el uso seguro y eficaz de los remedios populares junto con los medicamentos modernos. Recuerde que la seguridad sanitaria es siempre primordial y que el asesoramiento profesional es esencial si decide tratarse con remedios populares.

Cuándo buscar ayuda médica

Es importante reconocer cuándo debe buscarse ayuda médica profesional en lugar o además de remedios populares. Los remedios caseros pueden ser útiles en muchos casos, pero hay situaciones en las que pueden no ser suficientes o incluso ser peligrosos. He aquí algunas pautas que pueden ayudarle a decidir cuándo es el momento de buscar ayuda médica profesional:

Para síntomas graves o persistentes: Si experimenta síntomas graves o persistentes, como dolor intenso, dificultades respiratorias graves, fiebre persistente o hemorragia incontrolada, debe acudir al médico inmediatamente. Los remedios caseros pueden ser inadecuados en estos casos y retrasar el tratamiento puede provocar un empeoramiento de la afección.

Si se sospecha una enfermedad grave: Si sospecha que padece una enfermedad grave, es importante obtener un diagnóstico profesional. Esto es especialmente cierto en el caso de enfermedades como infartos, derrames cerebrales, infecciones graves o cáncer. El autotratamiento sin diagnóstico médico puede ser peligroso en estos casos.

Si la afección no mejora a pesar de los remedios caseros: Si no notas ninguna mejoría en tu afección después de utilizar remedios caseros o si tus síntomas empeoran, es hora de consultar a un médico. Esto podría ser un signo de que el tratamiento que ha elegido no es eficaz o de que padece una enfermedad más grave.

Si estás embarazada o padeces una enfermedad crónica: Las mujeres embarazadas y las personas con enfermedades crónicas, como diabetes, cardiopatías o enfermedades autoinmunes, deben tener especial cuidado al utilizar remedios populares. En estos casos, es aconsejable consultar al médico antes de utilizar remedios caseros para evitar interacciones no deseadas o efectos secundarios.

Para síntomas poco claros: Si tiene síntomas cuya causa desconoce o que son variados y confusos, debe buscar ayuda profesional. Un médico puede hacer un diagnóstico preciso y sugerir el mejor plan de tratamiento.

En niños y ancianos: Tanto los niños como los ancianos son más susceptibles de sufrir complicaciones y pueden tener necesidades médicas específicas. En estos casos, es importante consultar a un médico antes de utilizar remedios populares.

Si ya está tomando medicación: Si está tomando medicamentos recetados, es importante consultar a un médico antes de probar remedios populares para evitar posibles interacciones perjudiciales.

Lo más importante es escuchar a tu cuerpo y buscar consejo profesional si tienes dudas o inquietudes. La medicina moderna y la medicina popular pueden ir a menudo de la mano, pero la seguridad y la eficacia del tratamiento deben primar siempre.

El futuro de la medicina tradicional

El futuro de la medicina tradicional es un campo que se desarrolla en la intersección de la tradición, la innovación y la ciencia. Con el creciente interés por los métodos curativos naturales y holísticos y el aumento de la concienciación sobre la importancia de preservar los conocimientos curativos tradicionales, se espera que la medicina tradicional desempeñe un papel cada vez más importante en la asistencia sanitaria mundial.

Una tendencia importante en el futuro de la medicina tradicional es su progresiva integración en el sistema sanitario convencional. Este proceso implica una mayor investigación científica y validación de las prácticas y remedios de la medicina tradicional. Los estudios clínicos y la investigación aumentarán los conocimientos sobre la eficacia y seguridad de los métodos curativos tradicionales, lo que puede conducir a una mayor aceptación y uso de estos métodos dentro de la medicina convencional. Esta integración también puede conducir a una mejor comunicación y colaboración entre los médicos tradicionales y convencionales, lo que podría mejorar la atención al paciente y promover un enfoque más holístico de la salud.

La digitalización y la difusión de información también desempeñan un papel crucial en el futuro de la medicina tradicional. Internet y las redes sociales han aumentado considerablemente el acceso a la información sobre métodos curativos tradicionales. Esto ofrece oportunidades para la educación y la concienciación, pero también alberga el riesgo de la desinformación y el uso inadecuado. Por lo tanto, será importante crear fuentes de información fiables y verificadas y promover la alfabetización digital en el ámbito de la salud.

Otro aspecto importante es el uso sostenible y la protección de los recursos naturales, que tienen una importancia capital para muchos remedios tradicionales. Con la creciente demanda de remedios naturales, también aumenta la necesidad de gestionar y proteger estos recursos de forma sostenible. Esto incluye la promoción de métodos de cultivo sostenibles, la conservación de la biodiversidad y la protección de los conocimientos tradicionales de las comunidades indígenas y locales.

En cuanto a la formación y la regulación, será importante establecer normas que garanticen la calidad y la seguridad en la práctica de la medicina tradicional. Esto podría incluir el desarrollo y reconocimiento de programas de formación, certificaciones y licencias profesionales para los médicos tradicionales.

El futuro desarrollo de la medicina tradicional también se verá influido por factores culturales, políticos y económicos. En un mundo cada vez más globalizado, los métodos curativos tradicionales de distintas culturas podrían fusionarse y dar lugar a nuevas formas de curación. Al mismo tiempo, seguirán siendo importantes cuestiones éticas como la protección de la propiedad intelectual y el acceso equitativo a los remedios.

Tendencias actuales y líneas de investigación

El panorama actual de la medicina tradicional se caracteriza por diversas tendencias y líneas de investigación que pretenden combinar los métodos curativos tradicionales con los conocimientos científicos y las tecnologías modernas. Estos avances tienen su origen en el creciente reconocimiento de la importancia de los conocimientos tradicionales y la demanda cada vez mayor de métodos de tratamiento naturales y holísticos.

Una de las principales tendencias de la investigación en medicina tradicional es la validación científica de los remedios tradicionales. Cada vez hay más estudios destinados a investigar la eficacia y seguridad de las plantas medicinales, los productos naturales y otras formas tradicionales de tratamiento. Estos estudios utilizan métodos de investigación modernos, como ensayos clínicos, análisis farmacológicos y estudios genéticos, para comprender los mecanismos de acción de estos remedios y demostrar su eficacia terapéutica. Esto ayuda a salvar la distancia entre los conocimientos curativos tradicionales y la medicina moderna basada en pruebas.

Otra tendencia importante es la integración de los métodos curativos tradicionales en la asistencia sanitaria convencional. Muchas organizaciones y profesionales sanitarios están empezando a incorporar elementos de la medicina tradicional a sus métodos de tratamiento. Esto incluye no sólo el uso de remedios tradicionales, sino también la adopción de filosofías de tratamiento holístico que incorporan el cuerpo, la mente y el entorno al proceso de curación.

Investigar las interacciones entre los remedios tradicionales y los medicamentos modernos es también un importante campo de investigación. Dado que muchos pacientes utilizan tanto medicinas tradicionales como convencionales, es crucial conocer las posibles interacciones y riesgos. Esta investigación ayuda a elaborar directrices para la combinación segura y eficaz de distintas formas de tratamiento.

Las tecnologías digitales también desempeñan un papel cada vez más importante en la medicina tradicional. El uso de aplicaciones sanitarias, plataformas en línea y telemedicina abre nuevas oportunidades para difundir los conocimientos curativos tradicionales y hacerlos accesibles. Al mismo tiempo, permite a los investigadores recopilar y analizar grandes cantidades de datos para identificar patrones y efectos en el uso de los métodos curativos tradicionales.

La sostenibilidad y el uso ético de los recursos naturales también son cuestiones importantes en la investigación de la medicina tradicional moderna. Ante la sobreexplotación y la pérdida de biodiversidad, los investigadores se centran en desarrollar prácticas sostenibles de extracción y uso de plantas medicinales y otros recursos naturales. Esto también incluye abordar los derechos y conocimientos de los pueblos indígenas, que a menudo son los custodios de los métodos curativos tradicionales.

En resumen, las tendencias y orientaciones actuales de la investigación en medicina tradicional reflejan un creciente interés por la integración de las prácticas curativas tradicionales en la asistencia sanitaria moderna. Destacan la importancia de la investigación científica para comprender y validar estas prácticas, al tiempo que se centran en la protección de los recursos naturales y el reconocimiento de los conocimientos tradicionales. Estos avances están ayudando a establecer la medicina tradicional como una parte valiosa y relevante del sistema sanitario mundial.

¿Qué queda por venir?

Se prevé que la medicina tradicional desempeñe un papel cada vez más importante en el panorama sanitario mundial en los próximos años, destacando especialmente los siguientes aspectos:

Validación e investigación científicas: La comunidad científica muestra un interés creciente por el estudio de los métodos curativos tradicionales. Se están utilizando estudios clínicos, análisis farmacológicos y otros métodos de investigación para validar las prácticas y remedios tradicionales. Esto está ayudando a cerrar la brecha entre el conocimiento tradicional y la medicina moderna basada en pruebas y a aumentar la aceptación de la medicina tradicional en el sistema sanitario.

Integración en la medicina convencional: existe una tendencia creciente hacia la integración de elementos de la medicina tradicional en la práctica médica convencional. Esto podría manifestarse en una mayor colaboración entre médicos convencionales y tradicionales, la introducción de cursos de medicina tradicional en los programas de formación médica y la inclusión de tratamientos alternativos en la atención al paciente.

Digitalización y accesibilidad: La digitalización permite un acceso más amplio a la información sobre medicina popular y su aplicación. Las aplicaciones, los cursos en línea y las plataformas podrían ayudar a difundir los conocimientos sobre los métodos curativos tradicionales y, al mismo tiempo, promover la creación de redes mundiales entre los profesionales y las partes interesadas.

Sostenibilidad y abastecimiento ético: En vista de la creciente demanda de remedios naturales, el uso sostenible de los recursos es cada vez más importante. La investigación y las prácticas centradas en la extracción y el uso sostenibles de plantas medicinales y otros productos naturales serán cada vez más importantes. Esto incluye la protección de la biodiversidad y el respeto de los conocimientos tradicionales de los pueblos indígenas.

Intercambio y creación de redes mundiales: la medicina tradicional se beneficiará cada vez más de un intercambio mundial de conocimientos y prácticas. Al reunir métodos curativos de distintas culturas, pueden desarrollarse enfoques terapéuticos innovadores e integradores.

Regulación y normalización: para garantizar la seguridad y eficacia de la medicina tradicional, es probable que en muchos países se introduzcan regulaciones y normas más estrictas. Esto podría incluir la certificación de los profesionales, la garantía de calidad de los remedios y el establecimiento de directrices éticas.

Medicina y tecnología personalizadas: con los avances en genómica y biotecnología, podrían integrarse elementos de la medicina tradicional en planes de tratamiento personalizados. De este modo, el tratamiento se adaptaría a las circunstancias genéticas, ambientales y personales del individuo.

En general, la medicina tradicional se enfrenta a un futuro prometedor en el que sus prácticas no sólo se preservarán y valorarán, sino que se desarrollarán e integrarán en el sistema sanitario gracias a la ciencia moderna y a las redes mundiales. Este desarrollo contribuirá a una asistencia sanitaria más diversa, accesible y completa, que abarque tanto los enfoques modernos como los tradicionales de la curación.

Inteligencia artificial y medicina tradicional

La conexión entre la inteligencia artificial (IA) y la medicina tradicional abre un capítulo apasionante en el desarrollo de la investigación y la práctica sanitarias. Las tecnologías de IA tienen el potencial de revolucionar y complementar de diversas maneras los métodos curativos tradicionales.

Los sistemas de IA son excelentes para reconocer patrones en grandes cantidades de datos. En el contexto de la medicina tradicional, pueden utilizarse para analizar amplia información sobre plantas medicinales, métodos de tratamiento y sus efectos. Por ejemplo, podrían descubrir conexiones ocultas entre distintas hierbas medicinales y determinadas enfermedades o evaluar estadísticamente la eficacia de ciertas prácticas.

Gran parte de la información sobre medicina tradicional está anclada en textos antiguos, tradiciones orales y prácticas locales. Las herramientas de IA pueden ayudar a digitalizar estos conocimientos y hacerlos accesibles a investigadores y profesionales de todo el mundo. Por ejemplo, podrían utilizarse algoritmos de reconocimiento y traducción de textos para analizar manuscritos médicos históricos y traducirlos a lenguas modernas.

Las herramientas de diagnóstico y los sistemas de recomendación basados en IA podrían crear planes de tratamiento personalizados utilizando remedios populares. Teniendo en cuenta datos del paciente como la información genética, el estilo de vida y las respuestas anteriores a los tratamientos, estos sistemas podrían ofrecer sugerencias de tratamiento personalizadas que combinen la medicina tradicional y la moderna.

En farmacología, la IA puede ayudar a encontrar nuevas aplicaciones médicas para los remedios tradicionales. Mediante la búsqueda en bases de datos de estructuras químicas de ingredientes vegetales y sus efectos conocidos, la IA puede identificar posibles nuevos fármacos o enfoques terapéuticos.

Los programas educativos apoyados por la IA podrían facilitar el aprendizaje y la difusión de conocimientos sobre medicina tradicional. Los asistentes virtuales y las plataformas de aprendizaje interactivo pueden ayudar tanto a legos como a profesionales a conocer y comprender los métodos curativos tradicionales.

Los sistemas de IA podrían utilizarse en la sanidad pública para vigilar y predecir las tendencias de las enfermedades, sobre todo en regiones donde la población depende principalmente de la medicina tradicional. Estos sistemas podrían contribuir a la detección precoz de epidemias o a la detección de cambios en el estado de salud de una comunidad.

La IA también puede ayudar a controlar la calidad y seguridad de los productos utilizados en la medicina tradicional. El aprendizaje automático y las técnicas de imagen pueden utilizarse para identificar y clasificar hierbas medicinales y otras sustancias naturales con el fin de detectar impurezas o falsificaciones.

En general, la integración de la IA en la medicina tradicional no sólo permite un uso más eficaz y específico de los conocimientos curativos tradicionales, sino que también abre nuevas vías para su conservación, investigación y aplicación en el mundo moderno.

Conclusión

Resulta que la medicina popular no es sólo una reliquia de una época pasada, sino que sigue desempeñando un papel importante en muchas culturas y comunidades actuales.

Hemos visto que la medicina popular alberga un rico patrimonio de conocimientos y prácticas que se ha ido cultivando a lo largo de generaciones. Refleja las estrechas relaciones entre las personas, su entorno y sus creencias, y ofrece una visión del modo en que las distintas culturas entienden la salud, la enfermedad y la curación. Al mismo tiempo, nos hemos encontrado con los retos que plantea la integración de los métodos curativos tradicionales en la práctica médica moderna, incluidas las cuestiones de eficacia, seguridad y consideraciones éticas.

En un momento en que el mundo está cada vez más interconectado y la información se comparte rápidamente, existe la oportunidad de preservar mejor que antes los conocimientos curativos tradicionales y hacerlos accesibles a las generaciones futuras. También existe la posibilidad de explorar estos conocimientos con métodos científicos modernos y, tal vez, obtener nuevos conocimientos sobre la salud y la curación.

Este libro no sólo pretende ser una fuente de información, sino también estimular la reflexión y el debate. Nos invita a ver la medicina popular no como una antítesis de la medicina moderna, sino como un enfoque complementario que puede enriquecer nuestra comprensión de la salud y la curación. La medicina popular nos recuerda que la salud es algo más que la ausencia de enfermedad: es una interacción armoniosa del cuerpo, la mente y el entorno.

En conclusión, nos gustaría subrayar que el aprecio y el respeto por la diversidad de tradiciones curativas en el mundo es un paso importante hacia la atención sanitaria integradora y holística. Ojalá este libro contribuya a tender puentes y promover diálogos que nos guíen a todos hacia una comprensión más profunda de la salud y el bienestar.